ENFEZADO
NUNCA MAIS

Thaís Araújo

ENFEZADO NUNCA MAIS

Como ter um intestino livre na prática

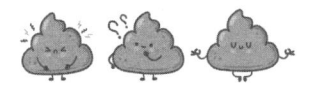

Rocco

Copyright © 2024 by Thaís Araújo

Direitos desta edição reservados à
EDITORA ROCCO LTDA.
Rua Evaristo da Veiga, 65 – 11º andar
Passeio Corporate – Torre 1
20031-040 – Rio de Janeiro – RJ
Tel.: (21) 3525-2000 – Fax: (21) 3525-2001
rocco@rocco.com.br|www.rocco.com.br

Printed in Brazil/Impresso no Brasil

Preparação de originais
RAFAEL MEIRE

CIP-BRASIL. CATALOGAÇÃO NA PUBLICAÇÃO
SINDICATO NACIONAL DOS EDITORES DE LIVROS, RJ

A692e

Araújo, Thaís
    Enfezado nunca mais : como ter um intestino livre na prática / Thaís Araújo. - 1. ed. - Rio de Janeiro : Rocco, 2024.

ISBN 978-65-5532-422-8
ISBN 978-65-5595-247-6 (recurso eletrônico)

1. Bem-estar. 2. Saúde. 3. Sistema gastrointestinal. I. Título.

24-88247	CDD: 613
	CDU: 613

Gabriela Faray Ferreira Lopes - Bibliotecária - CRB-7/6643

O texto deste livro obedece às normas do novo
Acordo Ortográfico da Língua Portuguesa.

AGRADECIMENTOS

Agradeço à Cuti por estar sempre ao meu lado me amando e apoiando em todos os meus projetos, e ao Rafael Sales, que, com sua mente brilhante e conhecimento científico, está sempre me ajudando a chegar mais longe.

SUMÁRIO

CAPÍTULO 1: De onde vem o enfezado — 9

CAPÍTULO 2: Revolução intestinal — 23

CAPÍTULO 3: Todas as doenças começam no intestino — 31

CAPÍTULO 4: Visão da medicina e os prazóis — 47

CAPÍTULO 5: Feijão, carne e leite: te fazem bem ou mal? — 53

CAPÍTULO 6: Descasque mais, desembale menos — 61

CAPÍTULO 7: Começando pelo básico — 69

CAPÍTULO 8: Tudo que envolve a sua digestão — 83

CAPÍTULO 9: Depressão e ansiedade — 91

CAPÍTULO 10: Alergias e doenças autoimunes — 99

CAPÍTULO 11: Método Intestino Livre — 105

CAPÍTULO 12: O futuro — 115

1
DE ONDE VEM O ENFEZADO

Sou de origem nordestina e cresci ouvindo minha mãe usar muito o termo "enfezado", que, naturalmente, era empregado para se referir a pessoas de mau humor, ranzinzas, ou mesmo ao meu próprio temperamento oscilante de adolescente: "Você está muito enfezadinha!" — e aquilo não era nada lisonjeiro.

Nunca questionei o termo e tampouco imaginei que ele fosse ilustrar tão bem o que eu viria a escrever no livro que hoje o(a) leitor(a) tem em mãos.

A língua portuguesa somada ao linguajar coloquial tem dessas coisas: quando associada ao comportamento social, a palavra enfezado significa, literalmente, com fezes retidas. E quem pode estar de bom humor nesse estado? Pessoas que sofrem de constipação — a famosa prisão de ventre —, e que no português de Portugal é chamada de obstipação, estão longe do conceito de bem-estar.

Permito-me afirmar que qualquer desconforto gastrointestinal torna seu humor alterado. Então, o enfezado pode traduzir um desconforto da boca ao ânus. Quem nunca teve uma afta? Uma gastrite, talvez? Ou azia?

Aos poucos, você vai compreender de forma clara que o tubo digestivo está todo interligado, da boca ao ânus; e que o que acontece no intestino vai muito além de suas fronteiras, alcançando todo o nosso corpo, as nossas emoções e, por que não, as nossas relações.

O SISTEMA NERVOSO ENTÉRICO

Todo mundo já ouviu falar em sistema nervoso. Sabe que ele possui neurônios que se comunicam entre si e que é comandado pelo cérebro. Porém, o que muita gente desconhece é que existe uma parte do sistema nervoso conhecida como sistema nervoso entérico, que comanda as nossas funções digestivas e, mais do que isso, influencia o nosso sistema nervoso central e, consequentemente, o nosso cérebro.

Uma expressão que se tornou bastante conhecida é "o segundo cérebro", para se referir ao intestino. A expressão foi criada pelo fisiologista inglês Johannis Langley, ao descobrir em seus estudos que o Sistema Nervoso Entérico (SNE) é capaz de manter as funções digestivas mesmo quando a comunicação com o cérebro é interrompida — o que por si só evidencia a autonomia e a complexidade desse sistema.

É o que também nos mostra um estudo de 2012 de John Furness[1], professor e pesquisador da Universidade de Melbourne, na Austrália. Apesar do estudo já ter mais de 10 anos, ele continua atual. Trata-se de um artigo de revisão que mostra com detalhes como o SNE se comporta e por que ele é chamado de "o segundo cérebro". Vale a leitura.

Voltando um pouco no tempo, em 1907 o médico americano Byron Robinson afirmara em seus estudos que "o cérebro abdominal é capaz de viver sem o cérebro craniano, mas o cérebro craniano é incapaz de viver sem o cérebro abdominal". Ou seja: sem um bom funcionamento do intestino, nosso sistema nervoso central fica comprometido.

Eu, que venho da área da psicologia, sempre trabalhei com a perspectiva de que nossos controles e comandos advinham da nossa cabeça por meio da ação do nosso cérebro, e que, apesar do conhecimento científico da existência do SNE, este ainda era referido como sendo uma porção de certo modo inferiorizada dentro do Sistema Nervoso Central. Porém, ao me deparar com o fabuloso mundo do intestino, percebi que, desde sempre, um e outro deveriam ser tratados no mínimo em pé de igualdade. Afinal, o que seria do nosso cérebro sem a absorção de nutrientes e a produção de neurotransmissores? A vida não seria possível... porque isso acontece no nosso intestino.

Nós nos sentimos superiores aos demais animais por conta da nossa habilidade pensante e da posse de um cérebro que nos dotou de inteligência. Os processos mais simples de vida começam, contudo, na nossa capacidade de absorver e excretar nutrientes. Foi assim, aliás, que durante muito tempo o intestino foi visto: como um mero órgão excretor, quase um lugar sujo do qual não se deveria falar ou olhar, ignorando sua existência.

No passado, conheci uma mulher muito religiosa que se casou com um líder religioso que comandava uma igreja. Uma vez ela me confessou que, durante a lua de mel, quando o casal estivera numa pequena suíte de hotel, teve muita dificuldade de ir ao banheiro, como se o "número dois" (expressão usada para o ato de defecar ou fazer cocô) fosse algo sujo ou vergonhoso.

Esse fato deve ter seguramente mais de 20 anos, mas até hoje recebo em meu consultório mulheres que só conseguem ir ao banheiro em casa, sozinhas — e que jamais podem atender a um chamado do intestino no trabalho ou em viagens, pois o drama do banheiro é sempre um capítulo sofrido. Falo de mulheres porque, em geral, elas representam o grupo de onde vem a maior parte desse tipo de queixa em minha prática clínica cotidiana. Faço essa pequena digressão apenas para chamar a atenção para essa história, pois a considero sintomática.

Voltando ao SNE, ele não só opera de forma autônoma como exerce grande influência sobre o cérebro, como já dito. Suas funções sensoriais e motoras são, portanto, capazes de mediar comportamentos. Um exemplo disso é a sensação incontrolável que algumas pessoas têm de comer um doce em situações de ansiedade. A absorção desse doce pelo intestino faz com que haja liberação de dopamina (neurotransmissor associado ao prazer), o que leva o cérebro a aliviar a ansiedade.

David A. Wiss, Nicole Avena e Pedro Rada[2] são pesquisadores estadunidenses que publicaram um artigo científico em 2018 cujo tema era o *sugar addiction* — em português, vício em açúcar. No artigo em questão eles explicam, trazendo detalhes de ordem bioquímica, o funcionamento do sistema de recompensa do qual a dopamina faz parte. Uma coisa particularmente interessante é que eles demonstram que em indivíduos obesos esse sistema está disfuncional, ou seja: nesses casos, é preciso uma maior quantidade de doce para se ter o mesmo efeito de recompensa. O contrário também acontece.

Você conhece alguém que, diante de alguma situação nervosa, costuma ter diarreia? Ou já sentiu, você mesmo, o famoso "frio na barriga" ao ver alguém que lhe desperta emoção? Em ambos os casos, as nossas emoções estão influenciando o sistema digestório: cérebro e intestino sempre conectados.

Costumo falar muito sobre comer com atenção e sobre o impacto que um noticiário triste e trágico, por exemplo, tem sobre a nossa digestão. Quando, ao comer em frente à TV, somos tomados por sentimentos de estresse, compaixão ou tristeza, o SNC estimula a liberação de cortisol (hormônio do estresse) e ficamos horas "conversando" com a comida.

Sabe por que isso acontece? Porque durante o processo digestivo o sangue se concentra no estômago e no intestino. O cortisol, por sua vez, nos remete à lembrança ancestral de enfrentamento ou fuga, o que faz com que o sangue se desloque para os membros (braços e pernas), tornando a digestão muito mais lenta. O ideal, então, é que você coma num ambiente tranquilo e livre de distrações e estresses. Dessa forma, sua digestão vai acontecer adequadamente e suas emoções deixarão de causar influências negativas sobre o ato de comer.

Os milhares de neurônios do SNE controlam desde a mistura mecânica dos alimentos no estômago até os movimentos peristálticos do bolo alimentar ao longo do tubo digestivo. Além disso, controlam a secreção de sucos digestivos, a secreção de alguns hormônios, os neurotransmissores e, também, a defesa do organismo — já que o sistema digestivo é uma porta de entrada para invasores que chegam por meio dos alimentos ou mesmo pelas mucosas. É o que mostram Javier Ochoa-Repáraz e Lloyd H. Kasper[3], pesquisadores estadunidenses, em um artigo de 2016.

Como você pode ver, o SNE tem inúmeras e diferentes funções, que vão das funções sensoriais às funções endócrinas capazes de causar influência direta nas nossas emoções, como vou comentar no tópico seguinte.

A saúde de todo esse sistema nos torna mais ou menos enfezados.

Outra coisa muito importante a observar nos enfezados é que muitos deles acabam recorrendo ao uso de laxantes para fazer o intestino funcionar. O intestino é coberto por uma camada muscular que tem, entre outras funções, a de fazer com que o bolo fecal se desloque e seja expelido. Os laxantes acabam por liquefazer as fezes, fazendo com que essa musculatura fique com sua necessidade natural de trabalhar comprometida: com o tempo, a musculatura vai se tornando flácida e a pessoa cada vez mais dependente de laxantes, que, por sua vez, também deixam de fazer efeito com o uso recorrente. Como consequência, entra-se num ciclo vicioso que só faz aumentar a dependência que os enfezados têm de laxantes.

Conversaremos mais adiante sobre como se livrar desse ciclo vicioso, afinal, como o nome diz, você está aqui comigo justamente para nunca mais ser um enfezado.

INTESTINO E EMOÇÕES

Como comentei na seção anterior, o intestino produz substâncias e neurotransmissores capazes de impactar diretamente as nossas emoções.

Diante de uma situação estressante, o nosso organismo entende que devemos lutar ou fugir. Trata-se de uma memória ancestral que carregamos, e que sinaliza para o nosso corpo que ele deve secretar o hormônio cortisol.

O cortisol é importante para nos despertar do sono e nos colocar de pé todos os dias, mas, diante de situações estressoras ao nosso organismo, ele acaba sendo produzido excessivamente, gerando o que chamamos de *leaky gut* — uma abertura desnecessária das junções intestinais que servem de barreira para o que entra em nossa corrente sanguínea.

Em um artigo de revisão de 2018, Aaron Buckley e Jerrold Turner[4] demonstraram que essas junções intestinais são feitas de uma rede complexa de proteínas, cuja função é regular a interação entre o sistema de defesa, os antígenos alimentares e as bactérias da microbiota intestinal.

A serotonina, por exemplo, é um neurotransmissor associado à alegria. Quem nunca ouviu falar que a depressão pode estar relacionada à baixa de serotonina? Pois bem, a serotonina é produzida majoritariamente no intestino. Estima-se que algo entre 90% e 95% da serotonina seja produzida nele e, sim, esse neurotransmissor é responsável pelo equilíbrio do humor! Levando em consideração que os enfezados têm o trânsito intestinal interrompido, podemos logo entender o impacto que isso causa na sua produção de serotonina e, consequentemente, em seu humor.

Hoje já é sabido que tratamentos para transtornos de humor, depressão e autismo têm como base a saúde da microbiota intestinal, que nada mais é do que o conjunto de microrganismos que habitam os nossos intestinos. Falarei um pouco mais sobre a microbiota intestinal em outro capítulo.

Outro aspecto a ser observado quando pensamos em emoções é a produção do neurotransmissor GABA, um depressor do sistema nervoso que, entre outros sintomas, causa a sensação de sonolência. Uma microbiota intestinal em desequilíbrio pode estar produzindo GABA excessivamente, fazendo com que a pessoa sinta sonolência ao longo do dia por essa razão. Muitos associam essa sonolência, letargia e até mesmo sensação de apatia ao humor deprimido; mas o fato é que tudo isso pode ser causado pelo desequilíbrio da microbiota intestinal e a correlata produção excessiva de GABA.

Outro ponto que eu gostaria de abordar ao fazermos essa associação entre intestino e emoções está ligado ao consumo de glutamina. A esse respeito, criou-se até o jargão "água, limão, glutamina e gratidão", e muita gente passou a fazer consumo desenfreado desse aminoácido. Eu sempre bato na tecla de que suplementação é algo *individualizado*; portanto, buscar um profissional adequado antes de sair consumindo suplementos é de suma importância.

Excesso de glutamina pode ser convertido em glutamato, um neurotransmissor excitatório que, quando administrado em excesso, pode causar irritabilidade. Então, pessoas irritadas sem motivo aparente podem estar nesse estado tanto pela desregulação da microbiota (capaz de fazer a conversão da glutamina do próprio corpo em glutamato), quanto pelo consumo excessivo de glutamina, que também leva à produção de glutamato.

Isso não quer dizer, é claro, que a glutamina seja ruim, pelo contrário. Conforme aponta Simone Perna[5] e colaboradores em artigo de 2019, a glutamina regula diversas funções gastrointestinais, com destaque para a redução do supercrescimento bacteriano, o impedimento da translocação bacteriana e o aumento na secreção de IgA — um anticorpo que nos protege contra antígenos.

Por outro lado, cepas bacterianas como Escherichia e Bacilos produzem dopamina, que, por sua vez, traz ao indivíduo sensação de prazer e bem-estar junto ao cérebro e seu sistema de recompensa. Assim, podemos concluir que o intestino tem total interferência nas nossas emoções, e que a busca pelo equilíbrio da microbiota intestinal é a base para alcançarmos estados de equilíbrio emocional e de bem-estar. Não adianta, por exemplo, a pessoa tratar aspectos emocionais e psicológicos e ter uma microbiota desequilibrada, pois esta última necessariamente terá impacto direto em seu equilíbrio emocional.

ESCALA DE BRISTOL

Tipo 1		Pedaços separados, duros como nozes
Tipo 2		Forma de salsicha, mas segmentada
Tipo 3		Forma de salsicha, mas com fendas na superfície
Tipo 4		Forma de salsicha ou banana, lisa e mole
Tipo 5		Pedaços moles, mas contornos nítidos
Tipo 6		Pedaços aerados, contornos esgarçados
Tipo 7		Aquosas, sem peças sólidas

Uma dúvida que muitas pessoas têm é sobre como avaliar suas fezes. Uma ferramenta bem embasada e de grande valia é a escala de Bristol, um padrão internacional descrito numa publicação de 1997 no *Scandinavian Journal of Gastroenterology*, desenvolvida pelo médico e pesquisador inglês Kenneth Willoughby Heaton, professor da Universidade de Bristol. Segundo esse padrão, as fezes são subdivididas em sete categorias. Irei comentá-las uma a uma, apontando, também, o que deve ser feito para se chegar ao tipo ideal.

Quando pensamos em fezes, todos os aspectos importam: coloração, odor, formato, tamanho e consistência.

Ninguém precisa ser um profundo conhecedor do assunto, mas sempre vale, da parte de todos, uma rápida observação antes de darmos a descarga, pois as fezes falam muito sobre a nossa saúde.

Coisas como fezes muito escurecidas, por exemplo, podem falar de sangue oculto nas fezes, assim como presença de muco pode significar alergias. O próprio odor das fezes — levemente desagradável — deve sê-lo apenas "levemente"; fezes com odor muito intenso precisam ser observadas.

Muitas pessoas têm o péssimo hábito de ignorar as fezes, o que pode ser perigoso à saúde.

Fezes saudáveis têm um aspecto marrom nem muito claro, nem muito escuro, e advêm da bile metabolizada pela microbiota. O formato tende a ser cilíndrico acompanhando o formato do intestino, que é mais ou menos como o de uma banana. Por sua vez, o tamanho deve ser confortável o suficiente para eliminação em consistência perfeita. Bolotas endurecidas, bolo muito espesso ou, ainda, fezes mais amolecidas fogem ao padrão de saúde esperado.

O tempo de evacuação é igualmente algo a ser observado: ao sentirmos o estímulo, ele deve se dar mais ou menos entre 1 e 15 minutos — tempo suficiente para a realização dos movimentos suaves de expulsão.

A frequência evacuatória normal é diária, ou até dia sim, dia não — respeitando-se a hora e o local em que o estímulo intestinal de funcionamento costuma se dar. Caso passe dois dias sem evacuar, a pessoa já pode ser considerada constipada; e evacuar até três vezes ao dia pode ser considerado normal, desde que todos os outros aspectos das fezes estejam adequados.

Muita gente tem o hábito de prender o intestino quando não está em casa ou em situações julgadas ideais, o que traz prejuízos ao pleno funcionamento do órgão. Esses comportamentos devem ser trabalhados.

Voltando à classificação Bristol, inicio falando dos tipos 1 e 2, cuja característica principal é a desidratação por ingestão inadequada de água e/ou de fibras, podendo também ser um indicativo de alergia à caseína, principal proteína do leite.

No tipo 1, as fezes se apresentam como caroços duros e separados, como se fossem nozes. É quando falamos em fezes cápricas, por elas terem o aspecto de "bolinhas" semelhantes às fezes das cabras. Sua eliminação costuma ser difícil. Uma solução imediata é fazer o ajuste do consumo diário de água para, no mínimo, 35 ml por quilo.

No tipo 2, encontramos as bolinhas rejuntadas, como se fossem uma salsicha formada por caroços duros. Nesse caso, existe uma presença maior de água, mas ainda é constipação.

Os tipos 3 e 4 correspondem a fezes normais, embora o tipo 3 apresente ranhuras na superfície, o que aponta para um quadro de ingestão inadequada de água. O tipo 4, por sua vez, tende a apresentar superfície mais regular e tem o aspecto de uma banana madura — trata-se de fezes que são expelidas com facilidade, deslizando para sair e sem necessidade de esforço. O objetivo de todos nós deve ser alcançar o padrão do tipo 4.

No tipo 5, encontramos pedaços macios e com contornos nítidos, como se as fezes estivessem fragmentadas. Isso evidencia falta de fibras na alimentação. O ajuste para 30 g de fibra por dia (ou aumento do consumo de vegetais fibrosos) pode ajudar nesses casos. A intenção é que o tipo 5 chegue ao ideal do tipo 4.

Quando falamos dos tipos 6 e 7, já estamos falando de padrões diarreicos. Geralmente esses padrões são acompanhados de coloração mais clara e odor mais intenso das fezes, denotando alergias, intolerâncias alimentares, doenças inflamatórias intestinais ou do próprio tubo digestivo.

No tipo 6 a consistência pastosa indica diarreia, e devemos atentar para um provável quadro de inflamação. Ninguém deve viver nesse padrão.

Já no tipo 7, as fezes estão completamente aquosas. Essa consistência demonstra deficiência na absorção de água no intestino, provavelmente causada por agressão à mucosa intestinal. É um caso que merece total atenção, para que seu agravamento não provoque maiores danos à saúde da pessoa.

Muitos laxantes deixam as fezes entre os padrões 6 e 7, e vão minando a saúde intestinal e da microbiota a cada vez que são utilizados. Inclusive, desde os anos 1980 que a Síndrome do Abuso de Laxantes é conhecida. Trata-se de uma condição em que o indivíduo usa laxantes com tanta frequência que já não sabe mais o que é ir ao banheiro sem o auxílio deles. J. R. Oster, B. J. Materson e A. I. Rogers[6] descrevem essa síndrome como podendo trazer *melanosis coli*; cólon catártico; distúrbios ácido-base; depleção de água, sódio e potássio; hiperuricemia, entre outros. Sendo assim, todo cuidado é pouco com o uso dessas substâncias.

2
REVOLUÇÃO INTESTINAL

Desde que comecei a trabalhar com saúde intestinal, as pessoas me perguntam: por que o intestino? Um familiar chegou a comentar: "A menina estudou tanto e foi trabalhar com cocô." Então decidi separar este capítulo para contar um pouco da minha história com o intestino e, também — como é de costume nas minhas aulas, palestras e publicações —, ir trazendo informações emaranhadas a essa contação de história.

O final da minha graduação em Nutrição coincidiu com o término da minha gestação. No último período da faculdade, então, eu estava amamentando o meu filho; só consegui seguir em frente porque ele nasceu em dezembro e eu estava de férias nos seus primeiros meses de vida.

Em função desse momento peculiar, e que curti tanto no final da graduação — justamente quando as pessoas estão decidindo que caminho seguir —, eu estava com outra prioridade, mas, logo que meu filho fez 1 ano, eu comecei a pensar no que faria com aquele diploma.

Apesar de ter me formado com um coeficiente de rendimento alto e estar entre os melhores alunos da graduação, posso dizer que eu não tive uma graduação que considero excelente. Precisei, portanto, correr atrás de mais conhecimento naquele momento de quase (e em seguida pós) formada. Matriculei-me em todas as formações consideradas as melhores dentro de cada área da nutrição, não só para me aprofundar, mas também para experienciar um pouco desse universo.

Fiz formação em coaching nutricional e neurocoaching, em exames laboratoriais, em nutrição funcional e comportamental, em nutrição materno-infantil, em genética, nutrigenética e modulação intestinal. Associadas à prática clínica, essas formações foram sem dúvida um divisor de águas e também me fizeram perceber uma coisa: nem eu nem nenhum outro profissional de saúde obtém sucesso com os pacientes sem dar a devida atenção ao básico, que no caso se chama intestino.

Quando eu falo em "básico", de forma alguma estou diminuindo a importância desse órgão, muito pelo contrário; sem seu pleno funcionamento nenhuma outra engrenagem do corpo vai funcionar bem, porque, enquanto seres biológicos, dependemos da absorção de nutrientes para alimentar nossas células, e isso acontece no intestino — apenas para começo de conversa.

Influenciada pelo puerpério e por um convite para trabalhar no maior consultório obstétrico do Rio, fui então fazer pós em Nutrição materno-infantil. A experiência foi transformadora tanto do ponto de vista do conhecimento quanto pela oportunidade que tive de, recém-formada, ter tido acesso a um grande volume de pacientes, coisa muito rica e que traz grande evolução a qualquer profissional da área de saúde.

Sempre ouvimos que a clínica é soberana, e é disso que se trata. Trabalhar em muitos casos e com diversos pacientes, em nossa rotina, é certamente algo mais enriquecedor do que passar horas, meses ou anos estudando sem prática, sem contato efetivo com a realidade. Isso eu tive muito nessa fase inicial da minha carreira: atendi muitas gestantes, tentantes e fiz introdução alimentar de bebês, que, posso dizer, são uma paixão só!

Sou muito grata por toda essa vivência e bagagem, mas confesso que ainda não era ali que eu gostaria de estar... Em todo caso, foi a prática clínica que me levou a perceber o quanto as questões digestivas impactavam todo o resto. Uma pessoa enfezada, constipada ou sofrendo de problemas intestinais acaba não tendo paz para gerenciar aspectos básicos do cotidiano, simplesmente porque esse tipo de desconforto mina, suga nossa energia.

Os eixos do intestino com órgãos e sistemas corporais, o poder da microbiota intestinal e a capacidade de transformação de vida através de um assunto negligenciado (e visto por muitos como um tabu) que, no entanto, está no centro das atenções entre os maiores estudos em saúde hoje: minha formação em reparação da microbiota intestinal foi definitiva nesse sentido.

Trabalhei um bom tempo com testes genéticos e com esse mundo fascinante que é o da própria genética enquanto campo do saber, e acredito que, de certa forma, isso já é a chegada do futuro no presente. Porém, nada se compara ao fascinante mundo da nossa microbiota intestinal e tudo o que acontece em nosso intestino.

* * *

Comecei timidamente a praticar no meu consultório o Método Intestino Livre (um método criado por mim baseado em ciência e experiência clínica), também um curso de modulação intestinal, e entrei para a minha segunda pós-graduação, que foi em Nutrição Clínica Funcional. Minha percepção da importância do intestino só aumentou, pois não havia praticamente nenhuma disciplina que não tivesse ligação com esse órgão ou, de maneira mais geral, que não tivesse a saúde intestinal como base. Além do meu fascínio pelo assunto, portanto, o intestino permeava todas as disciplinas, mostrando sua grande relevância em nossa saúde.

Eu sempre trabalhei com seres humanos. Minha primeira graduação foi em Psicologia, ou seja, tudo que envolve metamorfoses evolutivas sempre chamou a minha atenção. Desde que comecei a trabalhar com o intestino, pude ver a transformação da qualidade de vida de pessoas que passaram anos sofrendo com problemas direta ou indiretamente ligados a ele. A título de ilustração, cito dois deles.

O autismo:

Tive a oportunidade de conviver com uma criança que era autista desde recém-nascida. Em função da minha ligação afetiva com crianças, essa temática logo chamou a minha atenção. Durante a faculdade de Psicologia tive a oportunidade de me aprofundar no assunto, e durante um curso de reequilíbrio intestinal ouvi um relato que emocionou a mim e a turma toda.

Entre os profissionais de saúde que estavam ali focados em aprender mais sobre o reequilíbrio do intestino, tinha um senhor que chamou a atenção do professor por conta das expressões faciais que estava fazendo naquele momento. Ao ser questionado sobre o que estava sentindo, o senhor relatou:

"Sou engenheiro. Quem deveria ter vindo para cá era a minha esposa. Como ela não pôde vir, vim no lugar dela. Nós temos três filhos autistas. Meu filho mais velho tinha muita dificuldade em ter contato físico; depois que começamos a tratar o intestino dele, ele passou a nos abraçar. Então, estou aqui aprendendo a cuidar dos meus filhos."

Não preciso dizer que a turma toda foi às lágrimas. Vamos então entender por que isso aconteceu.

Hoje em dia, os tratamentos mais avançados do espectro autista contam com o reequilíbrio do intestino. No capítulo anterior, fiz referência à importância do intestino para as nossas emoções; agora, gostaria de chamar a atenção para os pacientes do espectro autista em particular.

Pacientes com com Transtorno do Espectro Autista (TEA) têm deficiências em enzimas digestivas, o que acaba impactando a microbiota intestinal e, portanto, facilitando uma disbiose que pode trazer consequências em cadeia. Recursos que vão desde o uso de enzimas digestivas ao reequilíbrio do intestino podem auxiliar esses pacientes, melhorando sua qualidade de vida e moldando o comportamento (como relatou o pai que mencionei acima acerca do filho autista).

Fattorusso[7] e colaboradores, em artigo intitulado "Autism Spectrum Disorders and the Gut Microbiota", de 2019, mostram que a disbiose causada por essas reações em cadeia contribui para a inflamação crônica de baixo grau em pessoas autistas, e que essa inflamação desencadeia alterações de humor e comportamento. Os autores sugerem ainda que a suplementação com probióticos pode melhorar esses aspectos, embora — como veremos mais adiante — os probióticos sejam apenas a cereja do bolo: não basta consumi-los, pura e simplesmente. No capítulo 5, darei dicas de marinados que ajudam nesse sentido, facilitando a digestão proteica.

A endometriose:

Dando continuidade a uma pauta também pessoal, além do que falo sobre o meu encontro com o maravilhoso mundo do intestino, aproveito para mencionar a endometriose, que vem a ser, entre outras coisas, a maior causa de infertilidade entre as mulheres.

Sou portadora dessa inflamação, que consiste no crescimento do endométrio fora do útero e tem características inflamatórias. Um intestino inflamado vai contribuir para a inflamação sistêmica, agravando quadros como os da endometriose — sobretudo os casos de endometriose intestinal.

A relação entre o intestino e a endometriose é tão estreita que há evidências de que mulheres que possuem essa doença possuem menor quantidade de *lactobacillus* no intestino. Segundo Irene Jiang[8] e colaboradores, autores do artigo "Intricate Connections Between the Microbiota and Endometriosis", de 2021, a microbiota alterada influencia até mesmo o metabolismo do estrogênio, o que impacta diretamente a endometriose.

Deixo aqui uma receita de suco anti-inflamatório que pode ser consumido pelo menos três vezes por semana — lembrando, porém, que casos de inflamação e tratamento de patologias não se resolvem apenas com sucos, embora o somatório de tudo sempre ajude.

Suco anti-inflamatório:

- 6 morangos
- 8 amoras
- 6 framboesas
- 100 ml suco de uva integral
- 200 ml de água

Opcionais:

- 15 mg colágeno
- 5 mg glutamina
- 1 colher de sopa de açaí liofilizado ou ½ polpa de açaí

3

TODAS AS DOENÇAS COMEÇAM NO INTESTINO

MICROBIOTA, DISBIOSE E LPS

Já fiz algumas referências à microbiota; agora vou discorrer um pouco mais sobre ela. A microbiota intestinal são os microrganismos que habitam nosso intestino e que são responsáveis pela produção de neurotransmissores e outras substâncias que impactam de forma direta nossa saúde e nosso comportamento. Para ser mais específica, a estimativa é de que haja trilhões de microrganismos habitando nosso intestino, ou seja, há mais microrganismos do que células em nosso corpo, o que é uma coisa estarrecedora. Quem traz essa informação é Eman Gomaa[9], pesquisadora da Universidade Ain Shams, do Egito, em artigo de 2020.

Vale dizer, também, que nossa microbiota é formada antes mesmo do nosso nascimento e encontra-se plenamente consolidada já nos primeiros anos de nossa infância. Além disso, ela tem ligação direta com o nosso sistema imunológico, e sua composição depende de fatores como: o tipo de parto; se a pessoa foi amamentada pela mãe ou não; se morou em meio urbano ou rural; se teve pets e, até, seus hábitos de vida atuais — como alto consumo de produtos industrializados ou uso abusivo de antibióticos, quando é o caso.

O que acho superimportante destacar é que mudanças no estilo de vida — principalmente nos hábitos alimentares — podem moldar nossa microbiota a nosso favor ou não.

Assim, ter uma microbiota saudável vai muito além do simples fato de existirem queixas intestinais ou não. Nossa disposição, qualidade do nosso sono, facilidade ou dificuldade em perder peso, entre outras coisas, tudo isso está ligado ao tipo da nossa microbiota, isto é: o tipo e qualidade das bactérias que habitam nosso intestino.

Sabendo disso, se posso dar um conselho ao leitor ou à leitora, seria este: preze pela sua microbiota e cuide muito bem dela. Ao longo deste livro, vou ensinar como fazer isso.

A microbiota é formada majoritariamente por bactérias: as probióticas — que, como o nome já diz ("pró-bio") — são em prol da vida, portanto bactérias boas; e as patogênicas, bactérias ruins.

O desequilíbrio entre bactérias probióticas e patogênicas pode levar à disbiose. Hoje em dia esse termo é cada vez mais comum entre os profissionais de saúde e a população em geral, e, à medida que todos vão entendendo a importância do papel de uma microbiota saudável, a manutenção da qualidade de nossa vida interior se torna mais e mais evidente.

Os sintomas clássicos da disbiose são:

1. Dificuldades digestivas e na absorção de nutrientes
2. Excesso de gases e/ou estufamento da barriga após as refeições

3. Constipação
4. Diarreia
5. Variações entre esses dois estados

Porém, outros impactos podem ser observados fora do sistema digestivo, sobretudo quando o LPS (lipopolissacarídeos), um dos componentes presentes nas bactérias patogênicas, alcança outras partes do corpo.

A disbiose associada a maus hábitos acaba gerando o já mencionado *leaky gut* — uma abertura da parede intestinal que, entre outras coisas, favorece a passagem de LPS para a corrente sanguínea, alcançando os mais diversos órgãos do corpo.

Quando os LPS chegam ao cérebro, por exemplo, isso pode estar associado a estresse, autismo, esclerose múltipla e enxaqueca. Quando chegam ao pulmão, asma; ao fígado, doença hepática gordurosa não alcoólica e esteatohepatite; ao tecido adiposo, doença metabólica e obesidade; ao intestino, doença celíaca e doença inflamatória intestinal, além de doenças sistêmicas como diabetes, aterosclerose, artrite reumatoide, entre outras.

Está vendo a importância de não se estar em disbiose, bem como sua ligação direta com doenças que em princípio pareciam não ter nenhuma relação com o intestino?

O intestino influencia de forma direta a nossa saúde como um todo. Portanto, cuidar do intestino significa também fazer a manutenção da saúde e potencializar nossa longevidade.

INTESTINO E DIABETES

Patologias conhecidas como doenças crônicas não transmissíveis, entre as quais a diabetes está incluída, também têm ligação com a saúde intestinal. Por isso quero que fique claro o porquê de, cada vez mais, ir adicionando cuidados à saúde deste órgão fundamental.

Lembra o comentário que fiz sobre o lipopolissacarídeo (LPS) presente na composição das bactérias patogênicas? Pois bem, um intestino com alteração de permeabilidade é um facilitador para que o LPS alcance diversas partes do corpo.

A inflamação, por sua vez, promove (e agrava) o fenômeno conhecido como resistência à insulina, trazendo prejuízos aos pacientes diabéticos e, em alguns casos, até mesmo favorecendo o surgimento da doença: com a célula inflamada, a insulina não transmite a informação, deixando assim de cumprir o seu papel.

Sendo mais específica, a inflamação causa distúrbios nas células beta-pancreáticas, impedindo a liberação de insulina. Ao mesmo tempo, ela faz com que a insulina fosforile o resíduo errado em IRS. Ela chega, portanto, a se ligar ao seu receptor, mas não transmite a informação para dentro da célula. É exatamente o que apontam Scheithauer[10] e colaboradores em um artigo de 2020 publicado na revista *Frontiers in Immunology*.

Existe uma bactéria probiótica chamada *Akkermansia muciniphila*, que costuma ser associada à melhora da glicemia sanguínea. Alguns estudos vêm buscando comprovar a causa disso. Especula-se que ela talvez produza substâncias capazes de impactar positivamente a glicemia.

Segundo Hasani[11] e colaboradores (2021), a *Akkermansia muciniphila* habita a região do muco no intestino, já que o muco é utilizado por essa cepa de bactéria para degradação. Sendo assim, fatores que afetam o muco intestinal podem afetar a sobrevivência dessa bactéria. É o caso do consumo de emulsificantes (via alimentos ultraprocessados) e das intolerâncias alimentares não tratadas.

Um intestino em disbiose prejudica, e muito, a presença da *Akkermansia*. Então, é imprescindível que pacientes diabéticos ou com resistência à insulina (ou em quadros conhecidos como de pré-diabetes) apliquem o Método Intestino Livre para a devida manutenção das bactérias probióticas e consequente redução da inflamação.

INTESTINO E HIPERTENSÃO

A hipertensão arterial também está na categoria de doenças crônicas não transmissíveis e, até pouco tempo, não se fazia a associação entre essa patologia e a saúde intestinal. Agora, no entanto, isso mudou.

A inflamação causada pelo LPS prejudica a via da renina, angiotensina e aldosterona que, basicamente, regula nossa pressão arterial. Essa via começa no cérebro (por meio de seus comandos) e acaba no rim.

Como já dito anteriormente, o desequilíbrio das bactérias intestinais (disbiose) causa inflamação. Por sua vez, a inflamação dessa via que envolve cérebro e rim agrava a hipertensão arterial. Dessa forma, hipertensos e candidatos a ter essa patologia não podem descuidar da saúde intestinal.

A interação entre a microbiota e o sistema vascular também é relatada por estudos que relacionam a baixa diversidade da microbiota com o aumento da incidência de hipertensão arterial — além da relação, já citada, com a autoimunidade e com componentes que ocasionam o estreitamento das artérias, contribuindo para a ocorrência de doenças cardiovasculares.

Há evidências, ainda, de que os ácidos graxos de cadeia curta tenham papel na regulação da pressão arterial. Esses ácidos são produzidos por bactérias probióticas que fermentam prebióticos e fibras advindos da alimentação justamente para esse fim. Acontece que pessoas com hipertensão arterial sistêmica possuem em menor quantidade essas bactérias probióticas no intestino, como apontado por Barbara Verhaar[12] e colaboradores em artigo de 2020.

A regulação da microbiota é, portanto, necessária para controlar uma das patologias que mais mata nos países desenvolvidos: a hipertensão arterial.

INTESTINO E OBESIDADE

A obesidade já está descrita como doença, e vai muito além do mero descontentamento estético — como infelizmente ainda é vista por muitas pessoas. Trata-se de uma doença com consequências severas ao bem-estar, principalmente à saúde cardíaca, e faz parte do que chamamos de síndrome metabólica, trazendo riscos à saúde e prejuízos à qualidade de vida.

Façamos alguns comentários sobre a relação entre a saúde do intestino e quadros de obesidade.

O primeiro ponto a ser observado é que a microbiota do obeso possui características específicas em sua composição, tendo em vista que a alimentação é o fator que mais impacta a microbiota intestinal.

A composição inadequada da microbiota da pessoa obesa geralmente é acompanhada de uma maior razão Firmicutes/Bacteroidetes (tipos de bactérias), e quanto maior o Índice de Massa Corporal (IMC), maior é essa razão. Essa informação provém de um artigo publicado em 2021 no *World Journal of Gastroenterology* por Bing-Nan Liu[13] e colaboradores.

Como a obesidade em geral vem acompanhada por hábitos alimentares pouco saudáveis, o obeso sofre alterações negativas na composição da sua microbiota, o que acarreta consequentemente em sua inflamação.

A inflamação, por sua vez, faz o tecido adiposo captar mais gordura que o normal, comprometendo sua redistribuição e causando maior acúmulo sobretudo na região abdominal, que, além de arriscada, é o terror das pessoas quando se fala em perda de peso.

Um intestino ruim, com baixa qualidade de microbiota ou em disbiose, ocasiona maior extração de calorias de um mesmo alimento se comparado a um intestino saudável. Essa informação assusta muito as pessoas, mas o fato é esse mesmo: uma microbiota patogênica fermenta alimentos que, além de gases e desconforto, produzem mais calorias.

Tudo que um organismo em obesidade não precisa, enfim, é dessas calorias extras. Tratar o intestino quebra esse ciclo vicioso.

INTESTINO E DOENÇAS NEURODEGENERATIVAS

Outro terror do nosso século são as doenças crônicas degenerativas encabeçadas pelo Alzheimer. Mas qual sua relação com o intestino? Novamente, vou citar o LPS. Ao alcançar a região cerebral, ele pode desencadear uma inflamação local.

Obviamente, doenças degenerativas dependem da presença do gene que as predispõe. Para ser ativado, porém, o gene precisa de um estímulo ambiental, que no caso pode ser uma inflamação causada por LPS. A inflamação, por seu turno, pode vir a servir de gatilho para ativar genes causadores de doenças neurodegenerativas.

Inclusive, segundo pesquisadores chineses (Jiang[14] e colaboradores), a inflamação causada pela disbiose prejudica a barreira hematoencefálica e aumenta a produção de peptídeos beta-amiloide, agravando a doença de Alzheimer.

Hoje em dia o genoma humano já está todo mapeado, e conseguimos fazer testes para saber se possuímos determinados genes. Costumo dizer, porém, que genética NÃO É DESTINO. Portanto, por si só a presença do gene não determina a doença, mas gatilhos decorrentes de uma saúde intestinal comprometida, sim! Daí a relação do intestino com doenças neurodegenerativas.

INTESTINO E INFERTILIDADE

Os casos de infertilidade têm aumentado a cada década, e estudos das mais variadas áreas do conhecimento, voltados tanto para aspectos emocionais como físicos, vêm tentando compreender as causas disso.

Vale ressaltar que 60% da infertilidade mundial é masculina, e que a inflamação sistêmica causada por desequilíbrio e permeabilidade intestinal é um dos fatores que pode afetar diretamente a formação e qualidade de gametas masculinos, os espermatozoides.

Outro fator não menos importante diz respeito à absorção de zinco. O zinco é fundamental para a formação de gametas masculinos, e um intestino em disbiose tem sua absorção comprometida.

Em se tratando de mulheres, quando falamos em infertilidade pensamos logo na endometriose — uma das principais causas da infertilidade feminina. A doença se caracteriza pelo crescimento do endométrio fora do ambiente uterino. Se a pessoa tiver desequilíbrio da microbiota e possuir o gene que predispõe à endometriose, pode ocorrer hiperestimulação imunológica local. Nesse caso, há a possibilidade de o crescimento do endométrio se estender e efetivamente causar a endometriose.

Além disso, a disbiose pode causar desequilíbrio de estrogênio, o qual coopera para a proliferação endometrial. Logo se vê o quanto a microbiota pode impactar significativamente os níveis de estrogênio.

Entre os efeitos do aumento de estrogênio estão o desencadeamento de patologias como a endometriose, a síndrome do ovário policístico, a síndrome metabólica e o câncer de endométrio e útero. Todas essas patologias, é claro, têm impacto significativo na fertilidade feminina.

De fato, o maior fator de risco para a infertilidade é a inflamação sistêmica, e isso é o que um intestino com disbiose é capaz de fazer. Skoracka[15] e colaboradores, em um artigo de 2021 que abrange todos os aspectos nutricionais envolvidos em casos de infertilidade, nos falam justamente sobre isso, que o intestino é um local a se observar e intervir quando o assunto é infertilidade.

Já que abordamos neste capítulo o tema da disbiose, vou deixar um presente para o(a) leitor(a): um questionário que adaptei a partir de estudos para averiguar as chances de você estar ou não em disbiose.

QUESTIONÁRIO — RISCO DE DISBIOSE

1 VOCÊ TEM MAIS DE 60 ANOS?

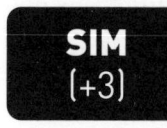

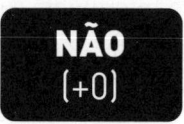

- SIM (+3)
- NÃO (+0)

2 DE QUAL TIPO DE PARTO VOCÊ NASCEU?

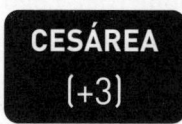

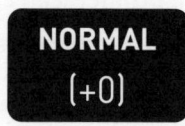

- CESÁREA (+3)
- NORMAL (+0)

3 VOCÊ FOI AMAMENTADO?

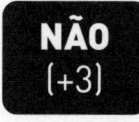

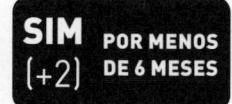

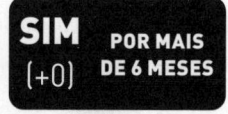

- NÃO (+3)
- SIM (+2) POR MENOS DE 6 MESES
- SIM (+0) POR MAIS DE 6 MESES

4 VOCÊ É FUMANTE?

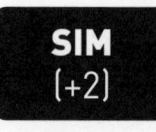

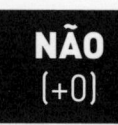

- SIM (+2)
- NÃO (+0)

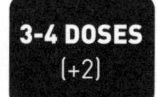

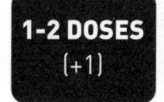

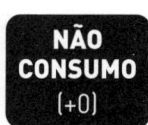

5 QUANTAS VEZES VOCÊ CONSOME FRUTAS, VERDURAS, LEGUMES E/OU CEREAIS INTEGRAIS?

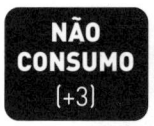

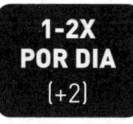

- NÃO CONSUMO (+3)
- 1-2X POR DIA (+2)
- 3-4X POR DIA (+1)
- 5X OU + POR DIA (+0)

6 VOCÊ CONSOME ALIMENTOS COM ADIÇÃO DE AÇÚCAR? EX.: CAFÉ COM AÇÚCAR, BOLO, PUDIM, DOCES ETC.

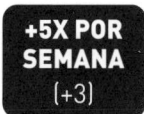

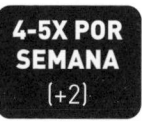

- +5X POR SEMANA (+3)
- 4-5X POR SEMANA (+2)
- 2-3X POR SEMANA (+1)
- 1X POR SEMANA (+0)

7 COMO AVALIA SEU NÍVEL DE ESTRESSE?

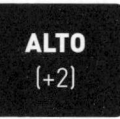

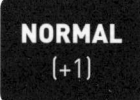

- MUITO ALTO (+3)
- ALTO (+2)
- NORMAL (+1)
- BAIXO (+0)

8 CONSOME BEBIDA ALCOÓLICA NA SEMANA? 1 LATA DE CERVEJA / TAÇA DE VINHO = 1 DOSE

- +4 DOSES (+3)
- 3-4 DOSES (+2)
- 1-2 DOSES (+1)
- NÃO CONSUMO (+0)

9 QUANTAS VEZES VOCÊ CONSOME ALIMENTOS INDUSTRIALIZADOS? EX.: PRESUNTO, REFRIGERANTE

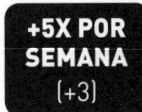

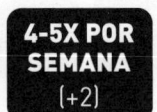

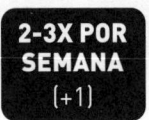

- **+5X POR SEMANA** (+3)
- **4-5X POR SEMANA** (+2)
- **2-3X POR SEMANA** (+1)
- **1X POR SEMANA** (+0)

10 USOU ANTIBIÓTICOS NOS ÚLTIMOS 3 MESES?

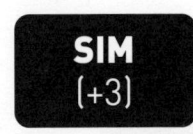

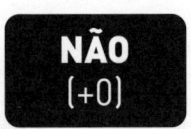

- **SIM** (+3)
- **NÃO** (+0)

11 UTILIZOU PROTETOR GÁSTRICO (EX: PRAZOL), LAXANTE, CORTICOIDE, METFORMINA, ANTI-INFLAMATÓRIO NOS ÚLTIMOS 60 DIAS?

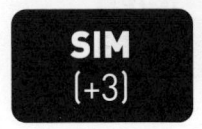

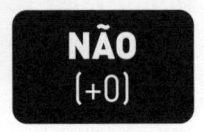

- **SIM** (+3)
- **NÃO** (+0)

12 ESTÁ SUPLEMENTANDO PRÉ/PROBIÓTICOS?

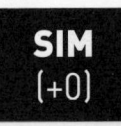

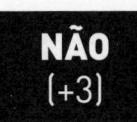

- **SIM** (+0)
- **NÃO** (+3)

13 ESTÁ FAZENDO QUIMIOTERAPIA/RADIOTERAPIA?

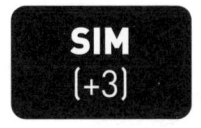

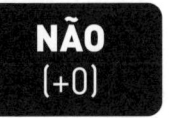

SIM (+3)   **NÃO (+0)**

14 VOCÊ TEM:

- Aterosclerose
- Autismo
- Alergia
- Ansiedade
- Depressão
- Dermatite atópica
- Esteatose hepática
- Infecção urogenital
- Intolerância à lactose
- Doença respiratória

- Diabetes melito tipo 1 ou 2
- HIV/AIDS
- Dislipidemia
- Alzheimer
- Parkinson
- Doença inflamatória intestinal
- Neoplasia
- Sobrepeso/obesidade
- Gastrite ou H. Pylori
- Síndrome do Intestino Irritável

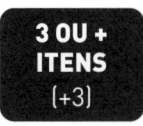

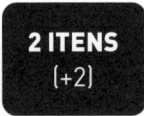

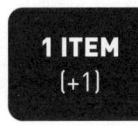

3 OU + ITENS (+3)   **2 ITENS (+2)**   **1 ITEM (+1)**   **NENHUM ITEM (+0)**

15 VOCÊ APRESENTA DIARREIA (3 OU + EVACUAÇÕES LÍQUIDAS POR DIA) OU CONSTIPAÇÃO (1 OU NENHUMA EVACUAÇÃO A CADA 3 DIAS)?

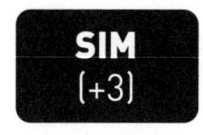

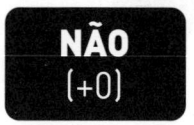

- **SIM** (+3)
- **NÃO** (+0)

16 FAZ ATIVIDADE FÍSICA (MÍNIMO 30 MIN)?

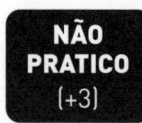

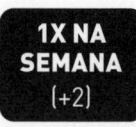

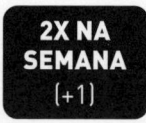

- **NÃO PRATICO** (+3)
- **1X NA SEMANA** (+2)
- **2X NA SEMANA** (+1)
- **3X OU + NA SEMANA** (+0)

17 FEZ CIRURGIA NOS ÚLTIMOS 60 DIAS OU É BARIÁTRICO?

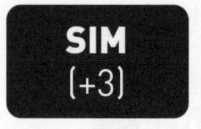

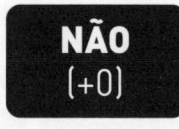

- **SIM** (+3)
- **NÃO** (+0)

GABARITO — OS SEGREDOS DO INTESTINO

MENOR OU IGUAL A 10 PONTOS = BAIXO RISCO DE DISBIOSE

ENTRE 11-23 PONTOS = RISCO MÉDIO DE DISBIOSE

ENTRE 24-36 PONTOS = RISCO ALTO DE DISBIOSE

ENTRE 37-50 PONTOS = RISCO MUITO ALTO DE DISBIOSE

4

VISÃO DA MEDICINA E OS PRAZÓIS

Como já dito, o tubo digestivo vai da boca ao ânus, e todas as suas porções merecem atenção.

O estômago, por sua vez, inicia a digestão proteica através dos seus ácidos e enzimas, além de se ocupar da manutenção do nosso pH. Ter um pH ácido é fundamental para que a digestão proteica seja efetiva e o conteúdo que chega ao intestino faça as devidas sinalizações — a fim de que o processo continue de forma satisfatória. O alimento advindo do estômago e acrescido de seus sucos e enzimas se chama quimo; este último, ao chegar ao intestino, é sinalizador da continuidade do processo digestivo.

Outra questão importante é que o meio ácido é mais hostil à sobrevivência de microrganismos, o que faz com que o estômago também fique protegido de oportunistas como a bactéria *H. pylori* — causadora de um dos tipos mais comuns de gastrite.

Algumas pessoas apresentam problemas de falta ou excesso de ácido clorídrico no estômago.

Diante da falta desse ácido, temos os casos de hipocloridria — quando a pessoa tem muita dificuldade de digestão proteica e é necessário fazer estímulos à produção de ácido clorídrico ou, mesmo, buscar tratamento para reequilibrar a situação.

Quanto à superprodução de ácido clorídrico, vale dizer que os fatores que levam a esse quadro vão do estado emocional (quando há estresse exacerbado) a desequilíbrios fisiológicos. Essa hipercloridria pode acarretar problemas sérios ao estômago, como é o caso de gastrite, refluxo e úlcera. Dessa forma, tanto o excesso quanto a falta são prejudiciais.

Neste último caso, é muito comum o tratamento com os chamados "prazóis", medicamentos que têm a função de diminuir a produção de ácido estomacal.

O uso dos prazóis sob orientação médica adequada — e durante um período de tempo determinado — pode ser de grande valia para pessoas que sofrem de excesso de acidez, contribuindo para reverter quadros de refluxo, azia ou gastrite, por exemplo.

É relativamente simples saber se sofremos de excesso ou falta de ácido clorídrico no estômago, basta observar. Se ao fazermos uma refeição farta e com presença de proteína passarmos horas "conversando com a comida" (principalmente com a carne), pode-se falar em deficiência do ácido. Agora, se sentimos dor em estado de jejum prolongado — ou mesmo no jejum entre as refeições do dia a dia —, esse pode ser um indicador de excesso de ácido.

Voltando aos prazóis, observamos hoje uma epidemia no uso desse tipo de medicamento, tanto por parte dos profissionais de saúde quanto dos pacientes. Estes últimos, inclusive, têm feito uso contínuo (ou sempre que sentem desconforto estomacal ou digestivo) do medicamento. E, muitas vezes, esse consumo se dá à revelia de qualquer prescrição ou orientação profissional.

O que costuma acontecer é que, num belo dia, o médico prescreve a medicação por algum motivo específico; daí a pessoa gosta do efeito e a leva para a vida por tempo indeterminado! Não é incomum receber no consultório pacientes que tomam esses medicamentos há décadas, sem sequer se lembrar de quem os prescreveu um dia e por quanto tempo.

Segundo Koyyada[16], em artigo de revisão de 2021 publicado na revista *Therapie*, o uso em longo prazo desses medicamentos (chamados inibidores da bomba de prótons) pode levar ao aumento do pH estomacal, à hipocloridria e, em alguns casos, até mesmo à acloridria — o que pode causar deficiência de vitamina C, vitamina B12, ferro, cálcio e magnésio, pois todos esses nutrientes precisam do ácido estomacal para o adequado funcionamento da absorção e biodisponibilidade.

Ainda segundo o autor, o uso crônico desses medicamentos por gestantes pode causar má-formação fetal, por conta da maior facilidade de crescimento bacteriano em função da falta de ácido. Isso aumenta o risco de infecção intestinal, respiratória e urinária.

Hipocloridria é uma situação séria. Como mostra Koyyada, ela pode levar à hipergastrinemia, com riscos de trazer pólipos gástricos e, em último caso, câncer de estômago.

Fica, ainda, um alerta: o uso concomitante de inibidores da bomba de prótons e de antiplaquetários (tais como clopidogrel) aumenta o risco de eventos cardiovasculares, como infarto agudo do miocárdio.

Profissionais de saúde muitas vezes não investigam as causas das queixas, limitando-se a atacar os sintomas. E o que acontece com o intestino e com o tubo digestivo em função do uso prolongado dos prazóis?

O estômago tem seu pH alterado e, com isso, abre um precedente para o crescimento de microrganismos oportunistas, como é o caso da bactéria *H. pylori* citada anteriormente: uma bactéria resistente contra a qual o tratamento é relativamente difícil.

Inclusive, muitas vezes o tratamento com antibioticoterapia vem acompanhado do uso de prazóis, o que leva a um ciclo vicioso, pois, com ambiente menos ácido, a bactéria sobrevive com mais facilidade e vai se tornando ainda mais resistente a antibióticos já conhecidos. Esse é apenas um dos casos.

A digestão com redução de pH, além de inadequada, atrapalha o quimo (mistura de alimentos com secreções e enzimas estomacais) a chegar ao intestino e sinalizar a produção de outras enzimas e sucos digestivos.

À parte isso, o intestino espera que as proteínas cheguem digeridas e prontas para serem absorvidas. Quando isso não acontece, temos efeitos que vão desde a interrupção do trânsito intestinal (constipação) até a ativação do sistema imunológico, que passa a atacar o alimento — visto então como corpo estranho. Essa ativação inadequada do sistema imunológico pode gerar efeitos negativos nos mais diversos órgãos do corpo, bem como servir de gatilho para doenças autoimunes.

O uso deliberado e sem controle dos "prazóis", portanto, gera esses e outros efeitos em cascata. Além disso, sinaliza para o estômago a falta de necessidade de produção de ácido, já que o corpo trabalha com economia de energia e não vai produzi-lo se não entender que isso é realmente necessário.

A você, leitor ou leitora que me lê em busca de saúde intestinal, quero conscientizá-lo(a) sobre o que pode ser chamado de "a febre dos prazóis" e seu uso abusivo e automedicamentoso.

Como já dito anteriormente, eles possuem sua função em situações e momentos específicos, e com orientação médica. A nós, cabe sempre usarmos o senso crítico e perguntarmos: estamos apenas tratando um sintoma ou atacando suas causas? Talvez o seu problema gastrointestinal tenha sido agravado, ou até mesmo iniciado, por conta do uso de antiácidos e prazóis administrados de forma deliberada, por anos e anos. Essa não é uma situação hipotética. Recebi e continuo recebendo inúmeros pacientes que chegam ao meu consultório relatando décadas de utilização desses medicamentos e, após a sua supressão e alguns ajustes na alimentação, se livram do que acreditavam ser patologias sem solução.

Às vezes tudo que falta às pessoas é informação de qualidade e bem embasada, e é isso que eu desejo trazer ao escrever este livro: informações simples e claras que façam a diferença na vida de quem sofre com problemas gastrointestinais. Principalmente na vida dos enfezados.

A busca por profissionais de saúde atualizados e confiáveis é muito importante; alguém com uma visão do todo, abrangente — e não apenas focada no sintoma.

Vivemos num mundo de especialistas — o que é muito bom para a evolução da ciência —, mas é extremamente necessário que esse especialista se situe dentro de um todo; afinal, não somos uma colcha de retalhos. Somos, isto sim, seres completos e complexos. Ao longo da história da humanidade, inclusive, vemos mentes brilhantes pecarem ao perceberem falhas em suas teorias, muitas vezes negando a evolução apenas para preservar alguma crença em particular.

Precisamos, sim, estar atentos à evolução da ciência, mas junto com o movimento da sociedade e do humano, em todos os seus aspectos: físico, social, emocional e espiritual. Quando falo em espiritualidade, não falo pura e simplesmente de crença, e sim de propósito. Nesse sentido, enquanto a visão dos profissionais de saúde estiver voltada apenas para a parte, para o particular, o todo estará perdido.

Daí a importância de nos informarmos bebendo em fontes seguras e bem embasadas, ainda mais vivendo na era em que vivemos: a da informação e das fake news, com o famoso doutor Google levando as pessoas a adoecerem e criarem falsas crenças.

O recado deste capítulo é: pense bastante antes de consumir um antiácido como se ele fosse inofensivo, sobretudo quando estiver se automedicando. E busque sempre atacar a causa, só assim você não vai adoecer e passar a vida cuidando dos seus sintomas.

Para finalizar, uma dica simples para redução da acidez estomacal: tomar chá de espinheira-santa meia hora antes das refeições. O chá pode ser feito com infusão de uma colher de sopa dessa erva em 300 ml de água quente.

5
FEIJÃO, CARNE E LEITE: TE FAZEM BEM OU MAL?

FEIJÃO E LEGUMINOSAS

Quando comecei a escrever este livro, meu intuito, além de disseminar informações capazes de revolucionar a vida das pessoas tirando-as do estado de enfezadas, era também trazer soluções básicas e corriqueiras no sentido de mudar radicalmente o estilo de vida de quem sofre com mazelas intestinais — mostrando que, às vezes, arrastamos por toda a vida hábitos simples que nos fazem muito mal, e que não nos damos conta por simples falta de conhecimento.

Quero começar falando do feijão, um queridinho muito presente na mesa dos brasileiros. O feijão faz parte do grupo das leguminosas do qual também fazem parte a ervilha, a lentilha e o grão-de-bico.

As leguminosas são alimentos ricos em proteína vegetal, então são de grande valia para os vegetarianos e veganos, para que estes alcancem as quantidades de proteína que devemos consumir todos os dias.

Juárez-Chairez[17] e colaboradores trazem dados interessantes sobre as leguminosas em um artigo de 2022 publicado no *British Journal of Nutrition*. Pesquisas recentes indicam que, além de serem fontes importantes de proteína, elas possuem compostos bioativos como peptídeos, polifenóis e saponinas — todos eles substâncias com capacidade antioxidante, anti-hipertensiva e anti-inflamatória.

Essas substâncias são tão poderosas que alguns autores sugerem que as leguminosas agem como um tratamento coadjuvante para doenças inflamatórias como artrite, obesidade e câncer.

O feijão, junto com o arroz, possui todos os aminoácidos essenciais dos quais necessitamos, e foi também pensando nisso que a cesta básica foi concebida, quer dizer, tendo como base essa dupla que virou símbolo da mesa do brasileiro. Quando a cesta básica é pensada de forma a nutrir pessoas carentes (que muitas vezes não têm acesso à carne), a dupla arroz e feijão traz para elas os aminoácidos essenciais, nutrindo assim uma camada expressiva da população.

Para quem não sabe, as proteínas são compostas de aminoácidos. Podemos imaginar que as proteínas são casas e os aminoácidos tijolos. Sendo assim, como precisamos de proteína para quase tudo em nosso organismo, a dupla arroz e feijão vem prestar sua contribuição para essa construção. Mas onde entra o intestino nisso?

As leguminosas possuem uma substância chamada fitato, que é um fator antinutricional, ou seja: não conseguimos absorver o fitato. Além disso, ele atrapalha o processo digestivo ao impedir a plena absorção de outros nutrientes e, de quebra, fermenta no intestino — formando os gases que tanto incomodam.

As leguminosas possuem ainda carboidratos não digeríveis chamados de rafinose. Estes tampouco são absorvidos e, chegando à microbiota, lá também são fermentados, causando gases e distensão abdominal.

Por isso, muitas pessoas relatam dificuldades com a digestão do feijão, além da presença de muitos gases após seu consumo.

Uma solução muito simples que pode resolver essa questão e eliminar fitados — que são fatores antinutricionais — e o desconforto que ocorre na maioria das pessoas é fazer o remolho tanto do feijão quanto de todo o grupo de leguminosas, que devem ser postas de molho em água com limão espremido (ou com uma colher de vinagre) por, no mínimo, 12 horas. Após esse período, a água deve ser descartada e o grão lavado para o preparo.

O fitato presente no grão vai ser destruído por ativação da enzima fitase, e os carboidratos não digeríveis vão passar para a água a ser descartada. A maioria das pessoas dão cabo ao desconforto apenas com essa medida simples. Se você passou a vida com essa queixa, é hora de instituir esse hábito em sua casa.

Vale lembrar que a leguminosa deve ser mantida na geladeira durante o período do molho para evitar a perda do grão por variação de temperatura, ou por presença de microrganismos do ambiente.

Algumas pessoas terão dificuldades digestivas com leguminosas por outros motivos. Nesse caso a avaliação precisa ser feita individualmente e por um nutricionista capacitado. O mais comum são carências de enzimas digestivas ou algum tipo de intolerância, mas mesmo isso costuma ter solução simples, como é o caso do tratamento adequado da Síndrome do Intestino Irritável, também tratada pelo meu Método Intestino Livre. O que não deve ser feito é a pessoa se acostumar a viver com o desconforto, ou então simplesmente eliminar de sua vida alimentos tão ricos do ponto de vista nutricional.

CARNES E PROTEÍNAS

Outra queixa frequente no consultório são as de pessoas com dificuldades digestivas com carnes e proteínas. Quando o consumo acontece, elas relatam a sensação de passar horas "conversando com os alimentos" e/ou seu abdômen distende exacerbadamente.

Fatores como hipocloridria e insuficiência de enzimas digestivas devem ser observados, mas uma ação simples que pode ajudar, ou até mesmo sanar o problema, são os marinados.

Qual a função do marinado? Facilitar a digestão da proteína antes dela ser consumida. Um marinado nada mais é do que deixar a carne escolhida passar a noite na geladeira com uma ou duas frutas. O ideal é que fique entre 8 e 12 horas.

Seonmin Lee[18] e colaboradores (2021) mostram algumas estratégias que devem ser adotadas para melhorar a digestão proteica, especialmente em crianças e idosos. Crianças e idosos possuem maior pH estomacal e menor produção de enzimas digestivas. Dessa forma, uma das alternativas sugeridas pelos autores é a hidrólise enzimática — ou seja, a quebra da proteína —, que é justamente o que acontece com os marinados.

Alguns exemplos de combinações interessantes:

> **Exemplos de combinações interessantes são:**
> 1. limão espremido + mamão amassado
> 2. vinagre + abacaxi
> 3. abacaxi + kiwi
> 4. abacaxi + limão espremido + alho amassado + folhas de manjericão

De um modo geral, deve-se besuntar a carne com a mistura de frutas amassadas ou espremidas de forma que toda a sua superfície seja envolvida e, depois, prepará-la normalmente.

Mas não se preocupe! O sabor da mistura de frutas não passa para a carne, a não ser que você deseje introduzi-lo na preparação. Se esse não for o seu desejo, basta retirar todo o excesso da carne e, então, prepará-la normalmente.

Um *shot* de limão ou vinagre com gengibre, cúrcuma e pimenta-do-reino imediatamente antes das refeições pode ajudar quem tiver muito problema digestivo — com a pessoa observando, é claro, se não possui desconforto estomacal ao ingerir o *shot*. Outra alternativa é usar o *shot* para temperar a salada, desde que seu conteúdo seja totalmente consumido.

Um mito interessante de desmistificar é o de que o limão é ácido para o estômago. O limão possui pH de 4,5, enquanto o estômago possui um pH que varia entre 1,5 a 2,5. Sendo assim, o limão alcaliniza ao chegar ao estômago e pode ser um grande aliado do processo digestivo junto com frutas como o mamão e o abacaxi, que possuem, respectivamente, as enzimas digestivas papaína e bromelina, excelentes aliadas da digestão proteica.

Deixo a seguir uma receita de suchá de alecrim, limão e gengibre que também facilita bastante os processos digestivos.

SUCHÁ

Ingredientes
- 1 colher de sopa de alecrim
- 1 colher de sopa de gengibre
- 1 limão
- 200 ml de água

Modo de preparo
Prepare o chá de alecrim e gengibre deixando-os em infusão por 10 minutos em água quente. Adicione 1 limão espremido, misture e sirva a seguir.

Laticínios mereciam um livro à parte. Vou me ater aqui às questões mais comuns e importantes que, colocadas em prática, podem, contudo, revolucionar sua vida e pôr fim a muitas de suas queixas intestinais.

A nossa cultura é completamente atravessada pelo consumo de leite e derivados e, antes de partir para o seu consumo, é necessário cuidar muito bem da saúde intestinal.

Essa afirmação é polêmica e controversa, se pensarmos que desde bebês o leite nos é fornecido em mamadeiras e que nossa crença é a de que seu consumo é quase imprescindível.

Mas o fato é que a caseína — principal proteína do leite — é considerada muito inflamatória, e seu consumo repetido requer um sistema digestivo intacto. Qualquer deficiência digestiva estomacal ou intestinal fará com que o organismo tenha muita dificuldade em digerir e absorver essa proteína.

O leite só vai "cair bem" dependendo do estado de saúde do intestino, e o que vemos hoje são pessoas com a saúde intestinal cada vez mais debilitada. O leite, então, cai como uma bomba inflamatória num contexto como esse.

Outro dado importante a ser observado é que, até os dias de hoje, 70% da população brasileira não tem a prevalência da enzima lactase, responsável por digerir o açúcar do leite, a lactose. A queda na produção dessa enzima varia muito de pessoa para pessoa, mas, quanto mais velha ela for, maior será essa queda. Vale dizer também que em nossos dias não é raro observarmos jovens com produção de lactase ineficiente.

E qual o efeito disso? A manifestação de intolerância à lactose (que é o açúcar do leite) seguida de sintomas gastrointestinais — e, persistindo o consumo, inflamação.

A observação desse fenômeno fez com que a oferta de produtos livres de lactose aumentasse cada vez mais, bem como o aumento de queixas digestivas e intestinais por parte das pessoas que desconhecem essa questão.

E como fazer para saber se você é intolerante? Um bom nutricionista com experiência em saúde intestinal poderá ajudá-lo através de testes clínicos, e existe um exame que pode ser feito com esse intuito: o teste de tolerância à lactose.

Uma vez descoberta a intolerância, os caminhos são: evitar produtos lácteos e derivados; reequilibrar o intestino e cuidar da saúde do mesmo. Dediquei um capítulo inteiro deste livro para falar sobre isso.

Num momento posterior, há que se fazer a opção por consumir produtos livres de lactose (ou então consumir a enzima lactase sempre que se desejar consumir produtos lácteos).

Na verdade, não é nenhum bicho de sete cabeças resolver essa questão, mas muitas pessoas passam a vida sofrendo não só com queixas gastrointestinais, mas também com alergias e questões ligadas à autoimunidade. Tudo isso por conta do consumo indevido de leite e seus derivados.

Se você se identificou com alguma queixa ou questão descrita acima, não deixe esse problema se arrastar ou se desdobrar em problemas maiores. Pegue todas as dicas a seu favor e vamos cuidar do seu intestino e da sua qualidade de vida.

6

DESCASQUE MAIS, DESEMBALE MENOS

Muitas doenças crônicas não transmissíveis vieram da evolução da indústria e da quantidade de corantes, conservantes, produtos derivados do petróleo, açúcar e gordura trans adicionadas aos alimentos para que estes passassem a ter longa vida de prateleira, e nossa saúde vem pagando o preço.

A vida moderna não é sinônimo de evolução da qualidade de vida se levamos em conta que as pessoas passaram a desembalar mais e descascar menos, ou seja, a consumir mais industrializados em detrimento de produtos naturais, não processados.

O excesso de xenobióticos[*] — que são produtos estranhos ao nosso corpo — passou a fazer parte da rotina das pessoas, e o preço disso tem sido alto para a nossa saúde como um todo. Não é diferente com o nosso intestino.

---

[*] Do grego, xenos = estranho, e bio = vida.

Já sabemos que o intestino tem ligação direta com o sistema imunológico, e, cada vez que um xenobiótico chega até lá, o sistema imunológico é ativado e processos inflamatórios de toda espécie vão tomando conta do nosso corpo, minando nossa saúde sempre um pouco mais, a cada dia que passa.

Um exemplo simples disso se dá quando utilizamos utensílios plásticos que contêm bisfenol — sendo o mais comum entre eles o bisfenol A, o famoso BPA.

O BPA tem a capacidade de passar pela barreira hematoencefálica do cérebro, chegando à região cerebral e causando inflamação local. E quando nós ingerimos BPA? Todas as vezes que aquecemos um plástico no micro-ondas, ou então quando colocamos algum alimento gorduroso num pote de plástico.

Quando falo em gordura, não estou me referindo apenas a óleos: pode ser também um pedaço de abacate, por exemplo, que é uma excelente fonte de gordura.

Se a pessoa prepara um guacamole e o armazena num pote de plástico na geladeira; ou coloca um frango para descongelar no micro-ondas envolto no plástico no qual ele vem armazenado, ela estará consumindo o BPA que, nesse caso, passa do plástico para o alimento.

A simples troca de plásticos por vidro ou porcelana já resolve essa questão de maneira pontual. O mesmo vale para a remoção de embalagens plásticas antes de se aquecer o alimento.

Mas quem dera os xenobióticos fossem apenas esses...

Cada vez que colocamos um produto ultraprocessado para dentro de nossas casas, trazemos com ele xenobióticos.

Vamos entender a classificação dos alimentos de acordo com o seu processamento, para que você entenda como descascar mais e desembalar menos. O Guia Alimentar Para a População Brasileira classifica os alimentos em quatro categorias:

DESCASQUE MAIS, DESEMBALE MENOS

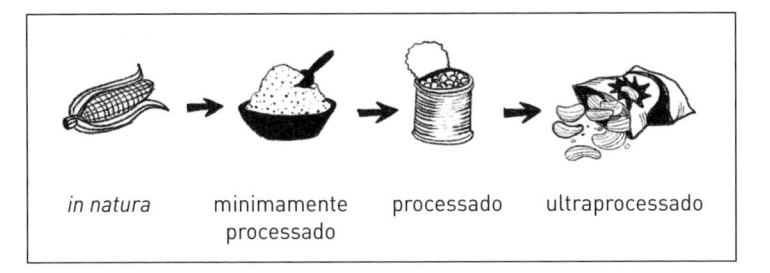

| in natura | minimamente processado | processado | ultraprocessado |

A primeira delas são os alimentos *in natura*. Nossa alimentação deve se concentrar mais nessa classe de alimentos, que são aqueles que saem da natureza diretamente para o prato, sem processamento algum. São exemplos de alimentos *in natura* as frutas, os legumes, as verduras, as hortaliças, as carnes de açougue, os ovos, enfim: aqui impera o descascar, e nunca — ou quase nunca — o desembalar.

Na segunda categoria, temos alimentos que são pouquíssimos processados, passando apenas por procedimentos de higienização; podem ser embalados ou moídos. Esta ainda é uma categoria aceitável quando pensamos nos danos à nossa saúde.

Na terceira categoria os alimentos sofrem um pouco mais de processamento, e podem ser acrescidos de açúcar e/ou sal. São os processados. Fazem parte dessa categoria os extratos de tomate, as frutas em calda, alguns enlatados e conservas. Aqui já mora o perigo, e o desembalar impera.

A quarta e última categoria é a dos ultraprocessados, em que o produto já é descaracterizado como alimento. Muitos produtos químicos são aí adicionados. Trata-se de uma categoria criada para encher os olhos e viciar o paladar.

Nessa categoria apenas desembalamos, nunca descascamos. Aqui os xenobióticos imperam, e sua saúde intestinal (e, é claro, toda a sua saúde!) sofre as consequências severas do consumo desse tipo de alimento, sobretudo quando eles prevalecem nas suas escolhas cotidianas.

Vamos para um exemplo prático para clarear o entendimento; tomemos o caso do milho para exemplificar.

A espiga é o alimento *in natura*, isto é, o alimento tal como ele veio da natureza, pronto para ser descascado.

Depois vem o fubá de milho, que já é o milho minimamente processado.

Em seguida, o milho em lata — que já é o alimento processado, já com sal e conservantes.

Por fim o salgadinho de milho, um ultraprocessado. Alguns cereais matinais também são um bom exemplo de ultraprocessados à base de milho.

Percebe a trajetória do milho ao salgadinho em termos de processamento, e a distância que existe entre eles do ponto de vista de quantos itens e produtos químicos vão sendo acrescidos a cada vez que processamos mais o alimento?

Imagina agora as nossas células, diante de toda a evolução da humanidade, tendo que se deparar com um conservante químico ou um plástico derivado do petróleo... O corpo simplesmente não está preparado para isso.

O preço pago pelo organismo é muito alto. Tudo começa no intestino. É o que mostra Alessandro Atzeni[19] e colaboradores em artigo de 2022 publicado na *Frontiers in Nutrition*. Os autores analisaram a microbiota intestinal de 645 pessoas, com idade entre 55 e 75 anos, e correlacionaram esses dados com os dados sobre sua alimentação. Eles perceberam que aqueles que consumiam mais ultraprocessados eram mais obesos e tinham a microbiota mais alterada — mostrando, ainda, que a microbiota pode ser o elo entre a alimentação e o desenvolvimento da obesidade.

E não para por aí. Juul, Vaidean e Parekh[20] (2021) ilustram muito bem isso em outro artigo científico sobre o tema. As pesquisadoras americanas mostram que o consumo de ultraprocessados causa uma série de alterações fisiológicas, tais como aumento de colesterol e triglicerídeos, alteração no perfil da microbiota intestinal, obesidade, inflamação, estresse oxidativo, aumento de glicemia, resistência à insulina e hipertensão arterial. Todos esses fatores aumentam o risco de a pessoa desenvolver doenças cardiovasculares.

Em uma pesquisa conduzida na Espanha, ainda, os pesquisadores concluíram que mulheres com alto consumo de ultraprocessados apresentaram maior população de *Acidaminococcus, Butyrivibrio, Gemmiger, Shigella, Anaerofilum, Parabacteroides, Bifidobacterium, Enterobacteriales, Bifidobacteriales* e *Actinobacteria*, e menor população de *Melainabacteria* e *Lachnospira*. É o que também apontam Cuevas-Sierra[21] e colaboradores (2019).

Nosso intestino vem pagando o preço de nossas escolhas alimentares justamente porque, a partir de determinado momento, deixamos de descascar mais e desembalar menos — para fazer o movimento contrário. Quero ainda comentar um bode expiatório desse processo todo, que é o glúten.

GLÚTEN

O glúten é uma proteína advinda do trigo e de outros cereais que deve ser terminantemente evitada por pessoas com doença celíaca, já que estas necessariamente possuem alergia a essa proteína.

Além disso, por se tratar de uma proteína grande, digamos assim, há de se ter uma boa saúde digestiva para que ela seja digerida e absorvida da maneira ideal.

O problema do glúten em relação a questões digestivas é que a indústria passou a utilizá-lo em vários produtos; e como as pessoas passaram a consumir muitos industrializados, o excesso de glúten acaba fazendo depósito em sua mucosa intestinal, trazendo queixas digestivas. O problema, então, não é necessariamente o glúten, e sim o seu consumo em excesso, que se dá de maneira indireta via produtos ultraprocessados.

Reforçando o que acabo de dizer, quem realmente não pode consumir glúten é o celíaco, que possui alergia a essa proteína. Mas o glúten pode ser uma boa fonte de proteína vegetal se consumido de forma adequada.

O que vemos acontecer, porém, são pessoas que já têm um sistema digestivo adoecido e com quadro agravado pelo consumo excessivo de industrializados em geral, culpando o glúten. Aliás, não é incomum elas cortarem completamente o consumo da proteína (mas muitas vezes sem tratar seus intestinos) e, depois de um longo período sem consumi-la, resolverem fazer uma viagem e comerem um grande prato de macarrão com carne e gordura saturadas!

Nesses casos, a ausência prolongada do consumo, seguida de consumo exagerado, pode acabar gerando uma intolerância, mesmo que temporária; e a pessoa conclui que não pode ou que tem problemas com o glúten.

Percebe que compreender o processo como um todo é importante para evitar extremismos? Se você consome muitos ultraprocessados ou qualquer outra coisa em excesso, poderá acabar tendo problemas, e com o glúten não é diferente.

Assim, se seu sistema digestivo não está sendo capaz de digerir o que quer que seja, procure atacar a causa do problema antes de começar a retirar itens demais da sua alimentação. Isso vale para tudo. Caso contrário, a pessoa tende a cair no que chamamos de "terrorismo nutricional" e vai restringindo cada vez mais itens até chegar ao ponto da restrição comprometer sua vida, sua saúde e, em casos extremos, levar a algum tipo de transtorno alimentar.

7
COMEÇANDO PELO BÁSICO

ÁGUA

Este capítulo poderia ser o primeiro, porque para se ter saúde intestinal é necessário começar pelo básico. Em geral, a maioria dos pacientes aparece no consultório em busca de soluções complexas ou inalcançáveis, e negligenciam coisas simples que podem solucionar a base do seu problema. Quem me conhece ou me segue nas redes sociais está cansado de me ouvir falar sobre hidratação.

Em relação a esse tema, nutriu-se uma crença no senso comum de que devemos tomar 2 l de água por dia, e desde então muita gente seguiu esse padrão.

Acontece que estudiosos, ao perceberem que não fazia sentido uma pessoa de 50 kg ter a mesma necessidade de água de uma pessoa de 80 kg, por exemplo, desenvolveram pesquisas a esse respeito e chegaram a outras conclusões.

A rigor, o ideal de hidratação varia de pessoa para pessoa e pode ter como referência a medida de 35 ml por quilo; ou seja, basta multiplicarmos o nosso peso por 35 e chegaremos à quantidade de água ideal para nós.

Uma pessoa de 60 kg, por exemplo, deve multiplicar 60 x 35 = 2.100, isto é: 2 l e 100 ml. Nesse caso, essa seria a quantidade mínima que o corpo precisaria para ter um bom funcionamento — levando em conta que a água é fundamental para várias funções metabólicas, mas imprescindível ao pleno funcionamento do intestino e à textura adequada das fezes. Principalmente para os enfezados.

Perguntas frequentes aparecem diante dessa demanda por água, como: "água com gás serve?"; "Pode água de coco?"; "Pode chá?"

Vamos lá. Água com gás pode, sim, entrar na contabilidade, bem como água saborizada, dessas em que se colocam frutas e especiarias.

Água de coco já não entra nessa contabilidade, principalmente por ter a presença de carboidrato, sendo assim equivalente a uma porção de frutas vermelhas, por exemplo. Tudo que contém carboidrato (ou qualquer macronutriente) passa por metabolização, e isso envolve utilização de água. Chá sem adoçar também pode fazer parte da contabilidade, mas só se for literalmente sem adoçar: caso se insira nele açúcar ou adoçante, não — assim sendo, refrigerantes, sucos etc. não contam como água ou hidratação.

Em relação aos chás, aliás, quero chamar a atenção para o seu consumo excessivo, pois muitos deles são hepatotóxicos e causam danos ao fígado se consumidos de forma deliberada. E dependendo da patologia hepática em questão, muitos chás devem ser evitados. Além disso, alguns deles possuem cafeína, então o seu horário de consumo deve ser observado, bem como a tolerância da pessoa a essa substância. Café não entra na conta da água por ser diurético, ou seja, estimular a micção, a perda da água que ele mesmo contém. Mas ele é excelente para a saúde do fígado.

Como já dito em capítulos anteriores, alguns tipos de fezes só precisam de água para assumirem textura e forma ideais. Então, uma dica de ouro é você começar se hidratando para deixar de ser enfezado e para ter saúde intestinal, seja qual for a sua questão.

FIBRAS

Segundo ponto básico e não menos importante ao pleno funcionamento do intestino são as fibras.

Assim como a água, sem adequação de fibras não temos fezes estruturadas; elas servem de prebiótico, ou seja, de alimento para bactérias probióticas — além da função que desempenham quando pensamos num esvaziamento gástrico mais lento, ajudando a digestão e a saciedade ao mesmo tempo.

A quantidade ideal de ingestão diária de fibras é de 25 a 30 g, levando em consideração os alimentos que você costuma consumir que já são fontes de fibras, como grãos integrais, hortaliças, oleaginosas, sementes e frutas.

Existem uma infinidade de tipos de fibras e formas de utilização. Vou comentar as principais e seus benefícios.

Antes disso — como estou falando para candidatos a ex-enfezados —, é bom deixar claro que o consumo de fibra sem água vai te deixar ainda mais enfezado, por levar à constipação. Não é incomum ver pessoas com problemas de constipação intestinal inserirem fibras em sua rotina sem buscarem a devida ingestão de água. Pode ser que alguém esteja pensando: "ah, mas meu problema é diarreia..." Pois afirmo que as fibras são fundamentais para estruturar as fezes nesse caso, tirando-as do estado mais aquoso. Então, o consumo de fibras é também indicado!

Um tipo de fibra pouco conhecido, mas que é 100% natural e facilmente encontrado em lojas de cereais e supermercados, é o *psyllium*. O *psyllium* é uma fibra solúvel que tem alta capacidade de absorção de água. Isso significa que, quando entra em contato com a água, ele incha e fica bem gelatinoso, favorecendo o trânsito intestinal, sobretudo das fezes paradas no intestino.

O *psyllium* tem índice glicêmico baixíssimo, o que é excelente sobretudo para quem tem resistência à insulina, diabetes ou deseja perder peso.

Outro tipo de fibra interessante é a aveia. A aveia é uma fibra bastante popular e ótima também de ser consumida. Gosto muito de sua versão em farelo, por ser mais versátil, mas o farelo é pobre em carboidratos.

Como possui fibras solúveis em sua composição, ela retarda a absorção de glicose e ajuda muito na sensação de saciedade. Uma peculiaridade da aveia está no auxílio da redução de colesterol sanguíneo, por possuir compostos chamados beta--glucanas. Esses compostos impedem a reabsorção de sais biliares, obrigando o fígado a retirar colesterol LDL do sangue para produção de bile. É dessa maneira que ocorre a redução do colesterol sanguíneo. A aveia tem uso bem versátil, indo do mingau à preparação de bolos, passando pelas panquecas e, também, como ingrediente a ser acrescido em frutas ou no iogurte, por exemplo.

Para concluir esses comentários sobre os principais tipos de fibras, temos ainda a chia e a linhaça, que também são fontes de fibras bem interessantes, sobretudo por não alterarem o sabor das preparações e, de quebra, possuírem a vantagem de serem ricas em ômega 3 — substância que não produzimos em nosso corpo e da qual necessitamos tanto.

Tanto a chia como a linhaça podem ser hidratadas para facilitar o consumo. A linhaça pode ser triturada para liberar o ômega do seu interior e facilitar o consumo em forma de farinha, em particular para ser utilizada em preparações.

Cientificamente falando, destaco a pesquisa de Yang[22] e colaboradores (2012), que publicaram uma meta-análise sobre o efeito das fibras sobre a constipação. Enquanto método, vale lembrar que a meta-análise possui um dos mais altos graus de evidência científica existentes. Nesse estudo, os autores mostraram que o consumo de fibras adequado, feito por um grupo de pessoas, apresentou diferenças significativas quanto à frequência evacuatória se comparado ao consumo de fibras em quantidade não satisfatória feito por outro grupo.

Dito isso, sugiro que escolha sua fibra favorita para consumir; ou faça um intercâmbio entre diferentes tipos de fibras para acrescentar pontos à sua saúde intestinal e à sua saciedade, aproveitando ao máximo os benefícios de cada uma delas.

FRUTAS E HORTALIÇAS

O funcionamento do intestino não depende somente de água e fibra. Um conjunto completo de vitaminas e minerais pode cooperar não só com o intestino, como com todo o organismo.

Com a onda de dietas de emagrecimento e a falta de informação, as pessoas passaram a temer o consumo de frutas como se elas fossem vilãs a serviço do ganho de peso e do excessivo consumo de açúcar.

As frutas são fundamentais para a saúde do organismo e excelentes fontes de vitaminas, minerais e fibras para o intestino.

Já sabemos hoje em dia que são recomendadas pelo menos três porções de frutas por dia, e muita gente não consome nenhuma.

A preocupação com o aumento da glicemia através do consumo de frutas pode ser sanado ao acrescentarmos fibra ou alguma fonte proteica ao seu consumo, como, por exemplo, um iogurte. Outra possibilidade é consumir a fruta junto com uma refeição mais completa do dia a dia.

A associação com uma boa fonte de gordura, como as castanhas, também é válida. Gosto muito de recomendar o consumo de uma fruta com três castanhas-do-pará para o lanche, no caso de mulheres que dizem não ter tempo de lanchar. A castanha-do-pará é rica em selênio, necessário para a saúde da tireoide. Assim, o consumo de três unidades por dia já dá conta da ingestão diária satisfatória de selênio. No mais, uma fruta com castanha — convenhamos — é um alimento que dá para levar facilmente para qualquer lugar, e seu consumo é fácil.

Quanto às hortaliças, a porção recomendada por dia é de 400 g, e conseguimos alcançá-la sem problemas inserindo saladas às refeições, bem como no preparo dos refogados. Na verdade, não existe muito mistério quando pensamos numa alimentação mais natural e saudável para o nosso intestino. As frutas podem ser distribuídas — bem como as hortaliças — ao longo do dia. Mesmo quem não faz refeições de pratos e opta por sanduíches, por exemplo, é sempre possível inserir folhas nas preparações ou acrescentá-las aos sucos e sopas. O mais importante é adicionar à rotina alimentos que propiciam a saúde intestinal; só assim a pessoa deixa de ser uma enfezada.

E como o campo científico aborda essa questão? Um estudo muito interessante de Annett Klinder[23] e colaboradores foi publicado na revista *Food & Function*, em 2016. Nele, os pesquisadores avaliaram 122 pessoas, seu consumo de frutas e hortaliças e seu perfil de microbiota. Entre várias descobertas científicas, uma se destacou: quanto maior o consumo de frutas e hortaliças, menor o crescimento de bactérias do gênero *Clostridium*, que são altamente patogênicas. Sendo assim, frutas e hortaliças proporcionam muita proteção ao intestino.

POSIÇÃO DE EVACUAÇÃO

Dentro do nosso checklist de buscarmos começar pelo básico, está também a posição ideal de evacuação. Talvez você nunca tenha pensado nisso, embora essa seja uma questão importante a ser considerada na vida de todo enfezado.

Nossos ancestrais evacuavam na posição de cócoras e, anatomicamente falando, fomos nos desenvolvendo (e desenvolvendo nosso intestino) para isso.

Porém, com o advento do vaso sanitário, passamos a evacuar na posição de 90°, o que não favorece em nada nossa anatomia, já que a curvatura da porção final do reto dificulta a saída das fezes nesta posição.

Coloco aqui uma figura ilustrativa para facilitar o entendimento:

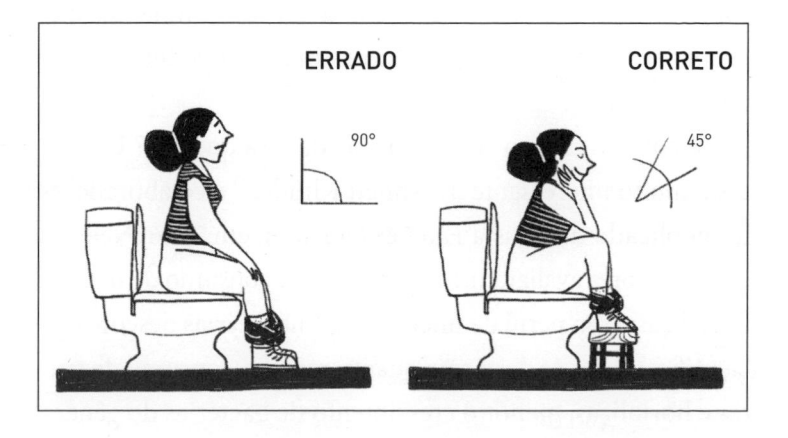

ERRADO	CORRETO
90°	45°

Uma solução simples para sanar essa questão é elevar os pés para que a posição de evacuação simule a posição de cócoras. Hoje já existem no mercado banquinhos próprios para serem acoplados à base do vaso sanitário, mas basta colocar qualquer coisa sob os pés para que eles se elevem e os joelhos fiquem mais ou menos na altura do umbigo. Isso contribui muito para que as fezes saiam com mais facilidade, e ajuda bastante os enfezados.

ATIVIDADE FÍSICA

Comentei em capítulos anteriores que o intestino é recoberto por uma musculatura, mas não é só isso: o nosso movimento, o importante ato de nos mexermos facilita muito o peristaltismo como um todo, que é o movimento do alimento dentro do tubo digestivo.

Assim sendo, enfezado não pode ser sedentário! A recomendação básica de atividade física é de 150 minutos por semana, o que daria em média 30 minutos de segunda a sexta, por exemplo. Em se tratando do intestino, os exercícios mais recomendados são os aeróbicos de média intensidade. E quais deles estão inseridos nessa categoria? Caminhadas, atividades aquáticas, dança, bambolê, trote de corrida leve etc. são todos exemplos de atividade física aeróbica moderada.

Então, se seu intestino é preguiçoso e você está completamente sedentário(a), comece caminhando um pouco a cada dia até chegar ao mínimo da recomendação; ou encontre uma atividade que lhe dê prazer para que ela seja executada sem peso e com satisfação dentro da sua rotina. Seu intestino agradece!

SONO

Outro fator importante para a manutenção da saúde como um todo, e da saúde intestinal em particular, é o sono. Muita gente negligencia a necessidade de dormir, mas é justamente no período do sono que o corpo tem chance de fazer reparações. Os órgãos vitais, por sua vez, precisam muito desse momento em que o metabolismo reduz drasticamente para fazer seu detox, bem como o reparo dos tecidos.

A necessidade de sono aceita como normal varia entre 6 e 9 horas por noite. Menos que 6 horas, o corpo acaba não tendo o tempo necessário para a reparação, e mais do que 9 horas a pessoa pode ser enquadrada em algumas patologias associadas ao sono.

Vale dizer que a privação de sono leva ao aumento do hormônio cortisol que, em doses elevadas, pode gerar *leaky gut*, ou permeabilidade intestinal, conforme mencionado anteriormente.

Durante o sono — com seu consequente período de jejum noturno —, o intestino trabalha juntamente com outros órgãos fazendo a eliminação de toxinas e a reparação de células defeituosas. Sem esse período de descanso, o órgão sofre sobrecarga e corre o risco de não passar por destoxificação adequada, acumulando toxinas e metais pesados.

A renovação celular ocorrida durante a noite é, portanto, fundamental para a saúde do intestino, bem como para sua funcionalidade durante os períodos de metabolismo intenso que ocorrem na digestão, por exemplo.

Para facilitar um pouco a vida de quem tem dificuldade de dormir, cito alguns manejos práticos de higiene do sono que podem ser colocados em prática desde já. E a você que possui questões intestinais, sugiro não negligenciar o seu sono.

Na verdade, ninguém deve negligenciar. Costumo falar que podemos até ficar sem comer, mas sem dormir, jamais.

HIGIENE DO SONO

Dica 1:
Chá de mulungu

O mulungu é uma planta com propriedade fitoterápica que atua como depressor do sistema nervoso central, indicado para insônia, cefaleia, sedação e como calmante.

Para ter seu efeito no auxílio do sono, é necessário realizar a decocção do mulungu, ou seja, colocar a raiz em água fervente durante 10 minutos antes do consumo. Em seguida, deve ser coada e consumida 200 ml às 18h e, novamente, 1 hora antes de dormir.

HIGIENE DO SONO

Dica 2:
Kiwi

O kiwi é uma fruta que possui, entre seus compostos bioativos, uma substância chamada fitomelatonina. Esse composto tem sido estudado pelos seus potenciais efeitos antioxidantes e é um precursor da melatonina, hormônio produzido pelo nosso organismo que regula o sono. Por isso, uma sugestão é consumir o kiwi como ceia.

HIGIENE DO SONO

Dica 3:
Atenção à luz

Um aspecto importante na higiene do sono é a exposição à luz artificial. Nosso sistema nervoso central responde ao estímulo visual da luz para regular nosso ciclo de sono. Por essa razão, não é interessante manter acesas luzes fortes e brancas próximo ao horário do sono. Uma sugestão seria manter o ambiente em que se vai dormir com luz baixa amarela.

Cuidado: se você for ao banheiro à noite e acender a luz branca, o cortisol será produzido e causará estímulo no sentido contrário que procuramos, diminuindo o efeito proposto nesta dica.

8
TUDO QUE ENVOLVE A SUA DIGESTÃO

Separei este capítulo para conversarmos sobre tudo que envolve a digestão, já que a maioria das pessoas acredita que digestão é algo interno e delegado apenas ao nosso estômago. A primeira coisa que desejo que os leitores deste livro saibam é que o estômago realiza apenas 10% do processo digestivo — sendo responsável pela digestão proteica —, e que o intestino é responsável pela maior parte do processo digestivo. Em outras palavras, enfezado não tem boa digestão. Entre os mecanismos digestivos, estão os processos da fome e da saciedade. Depois que fazemos contato com o alimento, os sinais de saciedade saem do intestino e chegam ao cérebro em aproximadamente 15 minutos. Portanto, esse é o tempo mínimo necessário para uma refeição satisfatória.

O ato de comer deveria envolver todos os nossos sentidos e realizar-se com atenção plena, sem distrações como televisão, celulares e afins. Isso porque, se estamos prestando atenção a algum eletrônico, o mais provável é que nossa atenção à refeição em si esteja sendo negligenciada.

Gosto de dar o seguinte exemplo: se você pegar uma barra de chocolate e começar a assistir a um filme de ação, talvez nem perceba qual o gosto do chocolate; mas, se você pegar dois quadradinhos da mesma barra e parar para degustá-los, olhando para eles, sentindo seu cheiro, levando o chocolate à boca e degustando um pouquinho antes de mastigar, talvez aqueles poucos pedaços lhe tragam saciedade e mais satisfação. Experimente apreciar um bom chocolate dessa forma.

A digestão começa na nossa visão, quando olhamos para o alimento: frequentemente observamos se ele nos é atraente ou não, se ele "enche os nossos olhos" ou não. Por si só, esse contato visual, quando satisfatório, já estimula a salivação e começa a mobilizar o nosso corpo para o processo digestivo.

O olfato também é fundamental para o estímulo digestivo. Qual foi a última vez que você sentiu o cheiro do que ia comer? Você costuma cheirar a sua comida?

Quer ver um exemplo prático de como o cheiro nos envolve? Quem não se mobiliza ao passar em frente a uma padaria e sentir o cheiro de pão quente e fresquinho? Aqui no Brasil, a maioria das pessoas tem até memórias afetivas com esse tipo de cheiro... E aquele refogado de alho e cebola? Ou o bolinho de casa de vó? O estímulo sensorial do olfato, portanto, também mobiliza estímulos digestivos.

O estímulo tátil é menos utilizado, já que comemos com talheres, mas é importante percebermos a textura de alguns alimentos, bem como se eles são duros ou moles. Apalpar uma fruta, uma castanha, e entender a pressão que vamos colocar na mordida é algo que evitaria complicações dentárias a muitas pessoas.

Feito isso — isto é, envolver nossos sentidos no ato de comer —, passemos a um dos pontos mais importantes para a digestão, a saúde intestinal e o emagrecimento: a mastigação. Costumo dizer que 60% dos processos de emagrecimento estão em hidratação e mastigação corretas. Mas este livro é dedicado à saúde intestinal, e vou me ater a esse aspecto. Deixemos, portanto, o emagrecimento como coadjuvante do processo, porque, afinal, para emagrecer há que se tratar o intestino primeiro.

O processo digestivo mecânico começa na boca, com a mastigação do alimento. A trituração feita pelos dentes, principalmente das proteínas, é necessária para o seu sucesso já que, sem o fracionamento ideal do alimento, estômago e intestino não dão conta adequadamente desse processo.

Algumas pessoas têm problemas com digestão de carne vermelha principalmente porque lhes falta uma boa trituração da carne, que deveria ser feita via mastigação. Convido o leitor e a leitora a fazerem um exercício simples: colocar o alimento na boca e, pelo menos, pousar o garfo antes de proceder aos atos de engolir e de reabastecer o garfo novamente.

Você pode tentar, também, fazer o exercício de passar o alimento mastigado para o outro lado da boca e mastigá-lo mais um pouco antes de engolir. Note se, ao colocar o alimento na boca, seu impulso imediato é o de dar início à mastigação e, mal começando a fazê-la, já engolir para receber a próxima garfada.

Observe a si mesmo(a) na próxima refeição. Esse simples exercício de observação já poderá ajudá-lo a mastigar melhor —

sempre se lembrando dos 15 minutos que eu citei no início do capítulo, certo? Mastigando um pouco mais o alimento, com certeza você vai alcançar a saciedade comendo menos e melhor.

Durante a mastigação há maior produção de saliva, e algumas enzimas digestivas nela presentes já iniciam o processo digestivo. Porém, há que se ter um tempo mínimo do alimento na boca para que a saliva esteja líquida (e não espessa) a fim de que ela se distribua bem e tenha contato satisfatório com o alimento.

A segunda etapa que envolve a digestão se dá no estômago, já que ele tem funções secretoras, motoras e papel importante na atividade digestiva.

O estômago produz em torno de 2 l de líquidos por dia, com grande gasto energético para o organismo. A secreção de ácido clorídrico tem papel fundamental como forma de defesa das fronteiras do trato digestivo, uma vez que é esse ácido que controla a população bacteriana. A secreção ácida também tem importância fundamental no processo digestivo, por isso o pH estomacal precisa ser bastante ácido.

O estômago tem mecanismos químicos inteligentes específicos que favorecem o ácido a atuar adequadamente na digestão sem consumir o próprio órgão, e tem outros mecanismos reguladores da produção do ácido — reduzindo-a em casos de recuperação do tecido, como acontece quando se tem úlceras. Isso, é claro, em organismos saudáveis. Estados de estresse crônico, idade avançada, desnutrição e uso de medicamentos que inibem a produção de ácido (como os prazóis, por exemplo) são as principais causas da baixa produção de ácido de forma crônica e persistente.

O quimo proveniente do estômago (que conforme vimos é a mistura dos alimentos com toda a secreção estomacal), ao chegar ao intestino delgado, sinaliza o pâncreas e os demais órgãos envolvidos na digestão para que estes comecem o processo digestivo intestinal (onde, como já dito, acontece 90% da digestão).

Se a pessoa tiver ingerido gordura, sua vesícula biliar vai liberar a bile para facilitar o processo digestivo, enquanto o pâncreas vai liberar enzimas e bicarbonato para neutralizar a acidez proveniente do estômago, já que não deve haver acidez no intestino.

É nessa porção do intestino delgado que fazemos a grande absorção de nutrientes responsáveis por alimentar toda a engrenagem que é o nosso corpo.

A nossa microbiota também tem interferência nessa absorção. Organismos em disbiose podem ter a absorção comprometida, enquanto que organismos com uma boa microbiota intestinal possuem produção de ácidos graxos de cadeia curta que são de grande valia para nós.

Um pouco mais adiante, no intestino grosso, se dá a formação do bolo fecal. Nessa porção, absorvemos água para que as fezes adquiram formato e textura ideais para serem expelidas de forma adequada.

O processo digestivo e absortivo é de fundamental importância para nossa estruturação, reparação e formação. Por isso discorri sobre todas as suas fases e o que é importante ser observado. Tente colocar em prática o passo a passo de tudo que foi mencionado sobre o tema, envolvendo os seus sentidos no ato de comer. Tenho certeza de que você verá uma revolução acontecer na sua forma de se alimentar e na sua saciedade.

Essa forma de se alimentar se chama comer com atenção plena, ou *mindful eating*. É uma forma de aplicar o *mindfulness* à alimentação.

A noção de *mindfulness* nasceu na psicologia, e diz respeito a viver o momento; a trazer todos os sentidos para aquele momento que você está vivenciando. Como eu descrevi anteriormente, a atenção plena aplicada à alimentação necessariamente envolve comer com todos os sentidos.

Um artigo publicado por Janet Warren, Nicola Smith e Margaret Ashwell[24] em 2017 no periódico *Nutrition Research Reviews* mostra que o *mindful eating* é uma técnica muito eficaz no controle do comportamento de "beliscar", no comer emocional e, também, no comer como uma resposta a fatores externos.

Segundo Hannah Grider, Steve Douglas e Hollie Raynor[25] (2021), há evidência científica (apesar de pequena) de que praticantes de *mindful eating* tendem a comer menos, a consumir menos quilocalorias, favorecendo assim um melhor gerenciamento de peso.

No artigo "Mindful Eating: A Review Of How The Stress-Digestion-Mindfulness Triad May Modulate And Improve Gastrointestinal And Digestive Function", publicado por Christine Cherpak[26] em 2019, a autora brilhantemente ilustra a relação entre *mindful eating* e processos digestivos.

A atenção plena promove a dominância do sistema nervoso parassimpático, promovendo dessa forma uma melhor digestão e modulando o estresse, ou seja, controlar a quantidade de cortisol circulante através de alimentos e medidas comportamentais. E ela faz isso normalizando a peristalse, melhorando a secreção de enzimas, sucos gástricos e bile, e tornando mais eficiente a absorção de nutrientes.

Ainda segundo Cherpak, modular o estresse é importante, pois o estresse:

- Altera a motilidade digestiva
- Diminui o fluxo sanguíneo para o trato digestivo
- Piora a absorção de nutrientes no intestino
- Aumenta a inflamação
- Diminui a produção de serotonina
- Aumenta a permeabilidade intestinal
- Aumenta a dominância do sistema nervoso simpático
- Diminui a produção de ácido estomacal
- Atrapalha a atividade do nervo vago

Ou seja: atenção plena não é uma simples técnica que está na moda. É uma técnica científica, importada da psicologia, com evidências que a sustentam. E por meio dela o trato digestivo muito se favorece. Então, se você tem problemas de intestino, se é enfezado ou enfezada, aplique imediatamente a atenção plena na sua rotina.

9
DEPRESSÃO E ANSIEDADE

Muita gente já ouviu falar que o intestino é o nosso segundo cérebro, e uma das razões para essa afirmativa é a relação que o intestino tem com quadros de oscilação de humor, depressão, ansiedade etc. Aqui também nos remetemos aos enfezados — que têm o humor afetado pela retenção de fezes por períodos mais longos do que os recomendados, afetando a sua saúde física e mental.

Em torno de 95% do neurotransmissor serotonina, conhecido como hormônio da felicidade, é produzido no intestino. A serotonina é, assim, responsável pelo humor, e sua produção inadequada está diretamente relacionada a quadros de depressão.

Um organismo em disbiose, e consequente aumento de bactérias patogênicas, pode muito bem sofrer sequestro de triptofano por parte dessas bactérias. O triptofano é um precursor da serotonina, e a sua falta também causa redução da produção desse neurotransmissor. Daí a importância de reequilibrar a microbiota intestinal.

Ao metabolizar o triptofano, bactérias patogênicas liberam o ácido cinurênico, que, por sua vez, tem potencial inflamatório, ou seja: a inflamação possivelmente vai comprometer a produção de serotonina, complicando os quadros de depressão, ansiedade e humor instável.

Muita gente passa a vida tratando essas patologias sem pensar na saúde intestinal, à qual podemos chamar de berço da serotonina. Quem, assim como eu, trabalha com prática clínica atuando em saúde intestinal frequentemente observa que pacientes que vivem em constipação crônica e/ou inflamação intestinal têm humor mais deprimido: são os enfezados. E pode-se afirmar, também, que a evolução do tratamento intestinal tem impacto positivo sobre pacientes depressivos e de humor instável.

Outra questão a ser levada em consideração quanto ao impacto de quadros de disbiose sobre a produção de serotonina é a má absorção de vitamina B12, que interfere diretamente na produção desse neurotransmissor.

Como já sabemos, a digestão e a absorção acontecem no intestino, e o equilíbrio da microbiota é de fundamental importância para o bom funcionamento dessas funções.

Outro fator de importância para a manutenção da saúde mental é o sono, sobre o qual falamos no capítulo anterior. Mesmo que este capítulo não vá se dedicar com profundidade a esse aspecto (que por si só daria um livro inteiro), quero chamar a atenção para o hormônio melatonina. Possuindo inúmeras funções no nosso organismo, a melatonina é conhecida como o "hormônio do sono", e tem papel importante na qualidade do sono reparador.

A melatonina também tem o triptofano como precursor, o que significa que este é matéria-prima tanto para a serotonina quanto para a melatonina. Então, a competição dessa matéria-prima com as bactérias patogênicas de um organismo em disbiose não favorece em nada a saúde mental e o sono.

Um outro hormônio a que devemos dar atenção quando pensamos em modular o humor é o cortisol, conhecido como hormônio do estresse. Tudo no nosso organismo tem determinada função e determinada medida. O cortisol tem sua maior secreção pela manhã, para nos despertar do sono e nos colocar de pé para as atividades básicas do dia a dia.

Em nossa memória ancestral, ele era secretado mediante situações de estresse para a sobrevivência de enfrentamento ou de fuga; sua descarga, então, preparava nosso corpo para lutar ou para correr.

O que ocorre hoje é que o nosso corpo segue com as mesmas reações fisiológicas diante do estresse, mas nós temos descargas de cortisol sentados em frente aos nossos computadores; ou então no trânsito, em nossos carros — e não corremos nem lutamos.

O excesso desse cortisol em nosso organismo é antagônico à produção adequada de serotonina e, principalmente, de melatonina. Portanto, equilibrar o estresse influencia na produção desse hormônio e neurotransmissor. Além disso, altos índices de cortisol no corpo também geram quadros de *leaky gut* (ou permeabilidade intestinal) e, consequentemente, impacto na inflamação corporal.

Segundo Molina-Torres[27] e colaboradores, o cortisol tem efeito imunossupressor, isto é, ele diminui a imunidade, por meio da desaceleração da atividade das células NK e redução da secreção de IgA no trato gastrointestinal. Em outras palavras: o cortisol diminui a potência das células de defesa e a formação de substâncias defensivas, como os anticorpos.

A consequência disso é que há também diminuição do muco do intestino e baixas defesas por parte de células e anticorpos, o que contribui para maior permeabilidade intestinal e translocação bacteriana. Caso o indivíduo possua disbiose, isso resulta em inflamação sistêmica.

E não para por aí. Ainda segundo Molina-Torres e colaboradores, o estresse e o excesso de cortisol estão relacionados a alguns efeitos negativos sobre a composição da microbiota intestinal. Diante desse quadro, há diminuição de:

- *Lactobacillus*
- *Bacteroides*
- *Porphyromonadaceae*

E há aumento de:

- *Clostridium*
- *Oscillibacter*
- *Anaerotruncus*
- *Peptococcus*

Um estudo que avaliou pessoas com quadro de ansiedade em idas ao dentista utilizou dois chás naturais para avaliar o seu comportamento. A conclusão foi de que pessoas que ingeriram chá apresentaram menor índice de cortisol se comparadas às pessoas que não o ingeriram. Neste capítulo, então, minha dica prática para cooperar com o equilíbrio nos níveis de estresse é o consumo de chás da erva passiflora e raiz mulungu. Além de cooperar com o equilíbrio do cortisol, eles cooperam também para a manutenção e qualidade do sono, segundo Silveira--Souto[28] e colaboradores (2014).

Muitas pessoas se perguntam sobre suplementos para o intestino, para a depressão e para a ansiedade. Eles existem, de fato, mas há alguns "poréns". O triptofano é um ótimo exemplo disso. Como dito anteriormente, ele é utilizado pelo organismo humano para produzir tanto serotonina quanto melatonina, impactando desde o nosso humor até o nosso sono.

Portanto, o triptofano pode ser suplementado para aumento de serotonina e melatonina, isso é fato. Segundo Kikuchi, Tanabe e Iwahori[29] em sua revisão sistemática de 2021, doses de triptofano entre 0,14 e 3 g ao dia são eficazes para melhorar o humor, reduzir sintomas de ansiedade e ataques de pânico — sendo a dose mais comum de 200 mg.

Em relação ao triptofano, no entanto, constantemente se questiona se ele é um "amigo" ou um "inimigo" devido aos seus efeitos ambíguos. Isso porque, quando inflamado — como mencionado anteriormente —, o organismo produz cinurenina a partir do triptofano.

Por outro lado, ele pode aumentar a defesa antioxidante do intestino, melhorar o sistema de destoxificação e a motilidade intestinal, além de aumentar a secreção do hormônio

GLP-1, que está envolvido no mecanismo da saciedade. Há, inclusive, debate na literatura científica acerca da classificação do triptofano como um possível prebiótico (Agus, Planchais & Sokol[30], 2018).

O que se vê, portanto, é que o triptofano possui efeitos positivos em um organismo desinflamado, e efeitos negativos em um organismo inflamado. Considerando que a disbiose causa inflamação sistêmica, não é prudente suplementar triptofano sob essas condições. Ou seja: primeiro trate seu intestino, depois suplemente triptofano.

Voltando à depressão, um intestino com disbiose fará com que lipopolissacarídeos (frações das bactérias patogênicas) cheguem à corrente sanguínea e, de lá, migrem para a barreira hematoencefálica — uma barreira existente entre o cérebro e os vasos sanguíneos para filtrar o que entra e o que sai desse órgão.

Acontece que lipopolissacarídeos atravessam essa barreira com facilidade, chegando então ao cérebro. Uma vez lá, reagirão com células chamadas micróglia, que ficam em repouso. A partir daí a micróglia se diferencia em micróglia M1, que é altamente inflamatória. Essa nova célula libera várias citocinas inflamatórias no cérebro, o que atrapalha a formação de serotonina e as sinapses, agravando assim os quadros de depressão (Beurel, Toups e Nemeroff[31], 2020).

Espinheira-santa: colocar 1 colher de sopa rasa da erva em uma xícara e adicionar 200 ml de água quente (não fervendo). Tampar e deixar em infusão por 10 minutos. Consumir a seguir.

Passiflora: colocar 1 colher de sopa rasa da erva em uma xícara e adicionar 200 ml de água quente (não fervendo). Tampar e deixar em infusão por 10 minutos. Consumir a seguir.

Mulungu: colocar 1 colher de sopa rasa da erva em uma xícara e adicionar 200 ml de água quente (não fervendo). Tampar e deixar em infusão por 10 minutos. Consumir a seguir.

10
ALERGIAS E DOENÇAS AUTOIMUNES

A maioria das pessoas nunca associou o intestino ao sistema imunológico. Este capítulo vem para elucidar essa relação, bem como para mostrar que, mesmo que você tenha herdado um DNA com propensão a alguma doença autoimune, é necessário que algum gatilho seja acionado para que a manifestação da doença se dê efetivamente.

Podemos fazer uma analogia com o revólver e o ato de atirar. Para atirar, quer dizer, para que a doença se manifeste, precisamos ter uma bala (o gene), mas é o ambiente ao redor que faz o gatilho ser apertado ou não. Sem o gatilho apertado, a bala permanece intacta no revólver. O mesmo vale para o nosso DNA e nossa saúde intestinal... Sendo assim, genética não é destino.

Um exemplo prático disso é a doença celíaca. Algumas pessoas possuem doença celíaca, mas o que faz ela se manifestar é o contato com o glúten. Um celíaco que não consome glúten, portanto, jamais manifestará a doença.

Um intestino íntegro e saudável nos leva a ter muito mais tolerância, pois ele favorece a criação de anticorpos de introdução, que são do tipo que não atacam.

Como podemos definir a sensibilidade de forma bem simplificada ao entendimento de todos? A sensibilidade nada mais é do que o não reconhecimento por parte do organismo de alguma coisa que o sistema imune entende como corpo estranho, e em relação à qual ele mobiliza um ataque.

O intestino é revestido de células imunes, e sua relação com o sistema imunológico é bem estreita e intensa. De fato, muitas doenças autoimunes aparecem quando há inflamação crônica — que é essa manifestação exacerbada do sistema imune que acaba levando-o a atacar órgãos e tecidos do próprio corpo, causando doenças autoimunes.

Um intestino ruim, em disbiose, pode ser um gatilho para a inflamação crônica e, consequentemente, para doenças autoimunes. Fora que ele pode trazer uma piora no quadro de pessoas que já possuem a doença, exacerbando suas manifestações e evolução. Está clara, então, a relação do intestino com a autoimunidade.

As alergias se dão por mecanismos autoimunes parecidos: uma porção proteica, uma vez não reconhecida e não aceita pelo organismo, mobiliza células de defesa. Assim, na próxima vez que o indivíduo entrar em contato com a mesma proteína, já haverá um exército pronto para o ataque. É quando aparecem todas as reações características das alergias. Em geral, são reações rápidas e intensas.

Algumas pessoas, aliás, empregam o termo "alergia" de forma errônea por desconhecerem os seus mecanismos. Quem realmente tem alergia a alguma coisa não terá dúvidas se, em algum momento específico, estiver passando por uma crise alérgica: crises alérgicas não passam despercebidas nem impunemente, além do fato de que o contato repetido com o causador da alergia pode ser perigoso. Por isso que eu digo: quem realmente tem alergia não tem dúvida em relação a isso.

Aproveito para ressaltar a diferença significativa entre alergias e intolerâncias. As alergias são moduladas pelo sistema imune e não costumam ser revertidas, exceto em alguns casos que se dão na primeira infância. Em geral, estão associadas às proteínas e provocam reações intensas e rápidas.

As intolerâncias, por sua vez, dizem respeito a reações ligadas ao sistema gastrointestinal e algumas delas podem ser revertidas, a depender da saúde do intestino. Tenho muitos casos de pacientes que, após um período de disbiose ou diarreia crônica, acabam ficando intolerantes à lactose, por exemplo. E, após passarem por um reequilíbrio intestinal e um reequilíbrio da microbiota intestinal, voltam a tolerar lactose. Nem toda intolerância é temporária, mas muitas intolerâncias são causadas por quadros de disbiose e, nesse caso, costumam ser reversíveis.

Proponho nos aprofundarmos um pouco mais na relação entre o intestino e o nosso estilo de vida, levando em consideração as doenças autoimunes e alergias. Com isso, você terá mais ferramentas de entendimento e posicionamento ante a vida prática.

Nas últimas décadas, o Ocidente tem visto um crescimento vertiginoso de doenças autoimunes e alergias. Esse crescimento se dá principalmente por uma resposta anormal do nosso sistema imune, que, ao invés de se defender dos ataques externos (como vírus e bactérias) e internos (como o câncer, por exemplo), passa a se defender de nós mesmos, atacando-nos.

As razões mais aceitas para isso vão do estresse excessivo da vida contemporânea ao maior consumo de agrotóxicos, medicamentos e derivados de petróleo e plástico. Mas uma coisa é certa: o sistema digestivo, com foco no intestino, é a principal porta de entrada de agentes agressores, sejam eles alimentares ou microrganismos propriamente ditos. Por esse motivo, em torno de 80% do sistema imune se encontra ao redor do intestino.

Vemos aqui a importância de uma microbiota equilibrada, pois seu desequilíbrio pode abalar nosso sistema de defesa. Em outras palavras: a região intestinal sofre constante competição por parte dos microrganismos, e seu desequilíbrio pode causar reações caóticas, abrindo a porteira para agentes agressores e, com isso, mobilizando inadequadamente o sistema imunológico — que, sobrecarregado, por sua vez pode perder o controle da situação e atacar tecidos saudáveis como a tireoide, as articulações, o cérebro, a pele etc.

Como já dito outras vezes, uma microbiota saudável, em equilíbrio e sem predomínio de bactérias patogênicas, coopera para um sistema imune mais preparado, evitando que este ataque tecidos saudáveis ao se defender de ataques externos, como em infecções bacterianas ou causadas por vírus.

Kinashi e Hase[32], em artigo de revisão de 2021, publicado na revista *Frontiers in Immunology*, mostram muito bem a relação (já estabelecida na literatura científica) entre o intestino e algumas doenças autoimunes, elencando-as:

- Esclerose múltipla: alta zonulina sérica, alta razão lactulose/manitol, alta quantidade de Methanobrevibacter, baixa quantidade de Butyricimonas.

- Espondilite anquilosante: altos lipopolissacarídeos séricos, zonulina ileal alta, baixa quantidade de proteínas de junção ileais, alta quantidade de Prevotella, baixa quantidade de Bacteroides.

- Artrite reumatoide: baixas proteínas de junção ileais, alta zonulina sérica, alta quantidade de Prevotella, baixa quantidade de Bacteroides.

- Hepatite autoimune: alta razão lactulose/manitol, altos lipopolissacarídeos sanguíneos, alta quantidade de bactérias aeróbicas, baixa quantidade de bactérias anaeróbicas.

- Diabetes melito tipo 1: baixas proteínas de junção ileais, alta zonulina sérica, alta razão lactulose/manitol, alta quantidade de Bacteroides, baixa quantidade de bactérias produtoras de ácidos graxos de cadeia curta.

- Doença celíaca: alta razão lactulose/manitol, alta quantidade de Enterobacteriaceae e Staphylococcaceae, baixa quantidade de Streptococcaceae.

- Lúpus eritematoso sistêmico: alto CD14 solúvel sérico, baixa razão Firmicutes/Bacteroidetes.

Agora, quando o assunto é alergia, é impossível não falarmos da primeira infância, pois os bebês estão com o sistema imune ainda em formação. Eles possuem alta resposta imune Th2, cuja função é diminuir a rejeição ao útero. O problema, contudo, é que o efeito colateral dessa resposta é a alta síntese de IgE. Caso seja exposto a antígenos alimentares, ele pode então formar IgE (ou seja, anticorpos) contra aquele alimento, resultando em alergia.

Mais uma vez, entra aqui a importância da microbiota intestinal: na primeira infância, ela estimula a resposta Th1, causando a migração de IgE para IgA. Dessa forma, o bebê adquire tolerância aos alimentos. É o que apontam Gigante[33] e colaboradores no artigo "Role of gut microbiota in food tolerance and allergies", publicado na revista *Digestive Diseases* em 2011.

Nosso organismo e a microbiota vivem em simbiose, de modo que se faz necessária uma constante negociação entre eles, pois dependemos uns dos outros e o equilíbrio é necessário para uma vida saudável.

Se hoje eu pudesse dar um único conselho para você deixar de ser um(a) enfezado(a), eu diria: "Pratique o Método Intestino Livre."

11
MÉTODO INTESTINO LIVRE

Afinal, o que é esse tal intestino livre? Ao longo de todo este livro, procurei elucidar conceitos básicos como microbiota, disbiose, bactérias probióticas e patogênicas etc., até chegarmos ao Método Intestino Livre — que é o ponto alto da prática de renovar a microbiota e tratar a disbiose.

Imagino que, se você chegou até aqui, já entendeu a importância da microbiota intestinal para a manutenção da saúde, sua relação com nosso sistema imunológico, sua importância na produção de hormônios e neurotransmissores e na regulação das emoções.

Vimos também que a mudança do padrão alimentar — principalmente no Ocidente — tem causado impactos negativos na microbiota intestinal e, consequentemente, na saúde da população como um todo.

As doenças crônicas não transmissíveis (como hipertensão arterial, obesidade e síndrome metabólica, dislipidemias, esteatose hepática e diabetes melito) são o reflexo dessa mudança de padrão alimentar, e andam de mãos dadas com a má qualidade de microbiota intestinal com pouca variedade de cepas e muitas vezes disbiose.

O que tudo isso tem em comum? Os péssimos hábitos alimentares! — frequentemente acompanhados de sedentarismo e altos níveis de estresse.

Um dos grandes problemas que observo na minha rotina clínica é que pacientes e profissionais de saúde vêm buscando soluções apenas para os sintomas de doenças ao invés de atacar as suas causas e, assim, recuperar a saúde. Trata-se de uma preocupação apenas com a doença, e quando ela já se manifestou! — ao invés de se construir um estilo de vida preventivo.

Apesar da informação ser muito difundida em nossos dias, esse estado de coisas acaba acontecendo por pura desinformação; ou então por informações advindas de fontes não confiáveis.

O resultado disso é que as pessoas acabam entendendo que "prevenção" se traduz apenas em fazer exames. Mas prevenção, na verdade, tem a ver com toda uma construção; com todo um estilo de vida em prol da saúde física, emocional e social.

Falo em "construção" porque não é da noite para o dia que alcançamos o mínimo necessário para um estilo de vida mais saudável.

Enquanto seres humanos, somos extremamente resistentes a mudanças, porque temos uma força fisiológica advinda do cérebro que, embora nos mova, trabalha também para economizar energia — fazendo com que a gente faça sempre as mesmas coisas, mesmo que essas coisas sejam desfavoráveis aos nossos melhores estados de saúde.

A economia energética praticada pelo cérebro humano remonta à sua ancestralidade — de tal modo que, hoje, se uma pessoa é sedentária e se alimenta mal, qualquer mudança no sentido de melhorar sua saúde vai soar como uma ameaça ao seu cérebro; como uma ameaça àquilo com o que o cérebro está acostumado a lidar todos os dias! É por isso também que é tão difícil mudar: porque os hábitos já consolidados funcionam como um porto seguro para o funcionamento cerebral.

Se uma pessoa acorda todos os dias para correr, no dia em que não fizer isso ela vai sentir falta desse hábito, porque o cérebro cobra tal comportamento. O mesmo acontece com o sedentário: no dia em que decidir se movimentar, ele será cobrado a ficar parado onde sempre esteve e se acostumou a ficar. Trata-se de uma dinâmica cerebral de economia, por isso é tão difícil mudar.

Mas que isso não nos sirva de desculpas! Ao contrário, que nos faça compreender que precisamos dar o *start*; que precisamos fazer o movimento inicial e persistir nele um pouco, para que o nosso próprio cérebro entenda que as coisas começaram a acontecer de um modo diferente.

Por outro lado, temos nossos sistemas de crenças, e o nosso cérebro não distingue imaginação de realidade. Nossas crenças e questões emocionais andam grudadas em nossos hábitos. Tudo isso somado, às vezes temos dificuldade em saber o que é realmente necessário fazer.

Mas temos conversado bastante sobre a saúde intestinal e, neste capítulo em que quero falar sobre o reequilíbrio do intestino em si, é muito importante entendermos todo um conceito de saúde que envolve esse processo.

Eu trabalho há alguns anos com um protocolo de reequilíbrio baseado em alimentação e sem medicamentos que funciona, e quero dar a oportunidade a você que me lê, e que está acessando essas informações, de um dia poder colocar isso em prática em um dos meus grupos de saúde intestinal.

Afinal, o que é o Método Intestino Livre e qual sua relação com o que venho abordando desde o início deste capítulo?

Quando falamos no linguajar científico em modular, queremos dizer que estamos trazendo alguma coisa de volta ao equilíbrio. Assim, modular o intestino é devolver o equilíbrio da microbiota intestinal que, por alguma razão, entrou em estado de disbiose; é ajustar a população de bactérias que vivem ali.

Relembrando que disbiose é o desequilíbrio entre as bactérias intestinais, quando o número de bactérias patogênicas (aquelas que nos fazem mal) se sobrepõe ao número de bactérias probióticas (aquelas que cooperam com a nossa saúde).

Quando nos dispomos a modular desejamos impactar, além da população de bactérias, também a de microrganismos que vivem no nosso intestino. Já discutimos toda a importância que a microbiota tem para a nossa saúde, indo além do intestino em particular e interferindo em toda a nossa saúde física e mental.

O Institute of Functional Medicine dos Estados Unidos elaborou o programa dos 4Rs, uma sequência de fases que devem ser seguidas objetivando a saúde intestinal plena.

As etapas são: Remover, Recolocar, Reinocular e Reparar. Trocando em miúdos, isso significa: transformar a população de bactérias que vivem no nosso intestino para que elas passem a trabalhar a nosso favor.

Durante a fase de remoção, evitamos os principais agressores e alérgenos intestinais. Considerando que bactérias são seres muito mais simples do que os seres humanos, e que elas não possuem o maquinário enzimático que nós possuímos: bactérias são especializadas em alguns nutrientes indispensáveis para a sua própria sobrevivência. Sendo assim, remover as bactérias patogênicas significa remover os alimentos delas. Desse modo elas morrem por inanição.

Cortar a gordura trans e reduzir o consumo de gordura saturada, açúcar, carboidratos simples, *fast food* e alimentos ultraprocessados são medidas especialmente eficazes para alcançarmos esse objetivo. Deve-se também remover alérgenos alimentares, que são proteínas com maior potencial alergênico, como glúten, laticínios, oleaginosas e, também, amendoim.

Nessa fase de mudança de hábitos, vamos literalmente matar por inanição as bactérias patogênicas. E como fazer isso? Primeiro, entendendo que o tempo de vida delas é muito curto: vivem em torno de 48 horas, apenas — o que faz com que o período de alimentação mais restrita também seja relativamente curto.

Quando você retira os alimentos que agridem a mucosa intestinal e, com isso, deixa de fornecer alimento para bactérias patogênicas, você já iniciou o processo de retorno ao equilíbrio. Digo retorno porque, ao contrário do que se pensa por aí, ninguém nasce em disbiose. Herdamos hábitos ruins, e não intestino ruim.

Já nessa fase de remoção, os relatos de minhas alunas e pacientes são de melhora quase que imediata. É quando observamos o quanto a microbiota e o próprio intestino se beneficiam com a retirada dos agressores e com uma alimentação saudável cujo intuito é matar bactérias patogênicas.

Nessa fase também é importante que a pessoa investigue a presença de parasitas em todo o trato digestivo. É sempre importante ressaltar que apenas as bactérias patogênicas devem morrer de fome, e não quem se submete ao tratamento! — já que, apesar da exclusão dos agressores e alérgenos (como alguns grãos, glúten, lácteos e farináceos), outros alimentos interessantes são incluídos em abundância de qualidade e quantidade no cardápio.

Nesse momento, visamos ainda estimular ao máximo a evacuação para que as bactérias patogênicas sejam eliminadas do organismo, tendo em vista que mesmo depois de mortas um componente das suas membranas (o lipopolissacarídeo) pode trazer prejuízos à nossa saúde.

A partir daí iniciamos a fase de recolocação, quando enzimas digestivas naturais e a necessidade de suplementação delas devem ser observadas com o intuito de melhorar a digestão, bem como a avaliação da acidez estomacal, tanto para casos de excesso quanto de falta de ácido.

Existe um exame de fezes específico chamado exame coprológico funcional, que, além de analisar a função digestiva, pode cooperar com a percepção das deficiências enzimáticas sanadas tanto com alimentos ricos em enzimas naturais, quanto com a reposição via suplementação. A propósito, frutas como kiwi, abacaxi e mamão são excelentes fontes de enzimas digestivas.

A fase de reinoculação consiste no repovoamento do intestino. É aqui que os probióticos são bem-vindos, sobretudo porque após as duas fases anteriores a competição por espaço físico — mesmo na região intestinal — foi reduzida, facilitando a adesão de cepas interessantes.

É sabido que hoje em dia já existem estudos mostrando cepas probióticas destinadas às mais variadas funções, que vão do apoio, tratamento e prevenção de doenças físicas e mentais à prevenção de inúmeras patologias. Tudo isso via controle de microbiota.

A título de exemplo, destaco algumas doenças e condições em que a microbiota em disbiose influencia e está a serviço do desenvolvimento e/ou piora dos quadros:

- Doenças autoimunes (Fasano, 2012)
- Transtorno do Espectro Autista (Fattorusso et al., 2019)
- Obesidade (Gomes, Hoffmann & Mota, 2018)
- Diabetes melito tipo 2 (Gurung et al., 2020)
- Endometriose (Jiang et al., 2021)
- Doenças neurodegenerativas (Quigley, 2017)
- Alergias alimentares (Shu et al., 2019)
- Ansiedade e depressão (Simpson et al., 2021)
- Hipertensão arterial sistêmica e aterosclerose (Verhaar et al., 2020)[34]

Outro fator alimentar importante são os prebióticos que servem de substrato energético para as bactérias probióticas, as quais, conforme estamos vendo, estão sendo cultivadas nesse intestino em tratamento.

Interessante refletir que pessoas que adquiriram disbiose em função de maus hábitos alimentares precisam ser vigilantes e conscientes de que a recaída em hábitos que favoreçam o crescimento de bactérias patogênicas, mesmo após a aplicação do método, pode favorecer o retorno ao estado de disbiose anterior ao tratamento.

Finalizando as fases do processo, damos atenção à reparação da parede intestinal, para que o *leaky gut* seja tratado de modo a se concluir todo o processo de reequilíbrio.

A reparação da parede ocorre durante quase todas as etapas do reequilíbrio intestinal, mas nessa etapa nós a realizamos preconizando uma alimentação ainda mais limpa, com comida de verdade e supressão de alimentos irritativos tais como refrigerante, café, chá preto, chá verde, frituras e industrializados.

É claro que todas essas etapas ficam confortáveis com cardápios preparados por um profissional qualificado, e com a devida atenção à experiência e satisfação gastronômicas por parte de quem se submete a esse tratamento.

Tenho obtido excelentes feedbacks dos milhares de alunos(as) pelo Brasil e pelo mundo que passam pelo meu acompanhamento de ajuste e reparo intestinal — aos quais chamamos de Método Intestino Livre, e que descrevi em detalhes ao longo deste capítulo.

Além de todo o protocolo, e por acreditar que a boa informação é transformadora e gera adesão, acho muito importante que meus alunos tenham acesso a aulas que explicam todos os eixos intestinais e a correlação do intestino com a saúde em geral, como tratamos neste livro — o que é feito em forma de videoaulas e trocas na comunidade de alunos.

12

O FUTURO

As pesquisas na área de saúde intestinal não param, e podemos dizer que já estamos experimentando seu impacto positivo em nossos dias. Creio que ainda mais avanços e descobertas se farão sentir num futuro próximo — e, por que não dizer, já no tempo presente? O teste de microbiota e o transplante fecal são exemplos claros disso.

Hoje é possível, através de uma amostra de fezes do tamanho de um grão de arroz, identificar e classificar a microbiota fecal de um indivíduo. E qual o objetivo disso? Corrigir essa população através da probioticoterapia, da reposição das carências e do reequilíbrio intestinal.

O genoma humano tem aproximadamente 25 mil genes compondo o organismo, e os microrganismos que habitam o corpo humano, por sua vez, têm em torno de 2 a 25 milhões de genes. O que isso representa para nós?

Primeiro, vamos entender o conceito de microbiota, que é o conjunto de genes dos microrganismos que nos habitam — cuja quantidade estimada está na casa dos trilhões, como já mencionei anteriormente. A microbiota também pode ser chamada de metagenoma.

Nossa microbiota básica é formada durante a infância, nos nossos primeiros mil dias de vida, e nos habita durante toda a vida. A microbiota — ou metagenoma — é capaz de produzir substâncias fundamentais para o pleno funcionamento do nosso organismo, e tem impacto sobre o nosso próprio genoma.

Algumas das suas funções são: participar da nossa digestão, facilitando ou dificultando processos digestivos e geração de energia; a produção de micronutrientes como o folato e a vitamina K, fundamentais para a manutenção da nossa saúde; e a produção de metabólitos como os ácidos graxos de cadeia curta (o butirato, por exemplo), que têm a capacidade de modular o nosso próprio genoma de maneira epigenética, inativando genes e, com isso, tendo impacto sobre várias doenças, entre elas o câncer — para ficarmos apenas com alguns exemplos.

Os ácidos graxos de cadeia curta também são necessários para a manutenção do epitélio intestinal (a parede do intestino), fazendo a manutenção dessa barreira.

Além disso, a microbiota tem função de imunomodulação, que consiste em manter o nosso sistema imune equilibrado. Só a *Akkermansia muciniphila*, por exemplo, é uma bactéria que tem a capacidade de alterar a expressão de 750 genes do nosso sistema imunológico.

Por fim, a microbiota exerce influência no nosso comportamento e no nosso humor (já comentei que a maior parte da serotonina no nosso corpo é produzida no nosso intestino, com a participação ativa da nossa microbiota). Como já dizia Hipócrates, "todas as doenças começam no intestino". O pai da medicina fez essa citação 400 anos antes de Cristo; e cada vez que os estudos dessa área avançam, percebemos como isso é atual e já faz parte, também, do futuro.

Além de todas as suas funções importantes já descritas neste livro, a microbiota intestinal é responsável por assimilar alguns fármacos, fazendo-nos sempre lembrar que o que acontece no intestino não fica no intestino. Mas já sabemos que o impacto desse novo mundo sobre a nossa saúde tem sido o foco dos estudos mais atuais na área médica... e arrisco dizer que sem encarar de frente essa população, nunca seremos plenamente saudáveis e felizes.

Contudo, apesar do avanço dos estudos na área, ainda não é possível — e nem sei se um dia será — fazer afirmações definitivas acerca do conceito pleno da composição de uma microbiota saudável, já que apenas 30% dos microrganismos que nos habitam podem ser identificados. Seja como for, esses 30% de microrganismos conhecidos já têm um impacto impressionante no nosso organismo.

Por outro lado, já é perfeitamente possível entender as principais características de uma microbiota saudável e o seu impacto em todo o sistema corporal.

Quatro principais filos de bactérias dominam uma microbiota saudável. São eles: firmicutes, bacteroidetes, actinobacteria e proteobacteria. Idealmente, as actinobactérias e proteobactérias devem se manter em menor quantidade, enquanto que as firmicutes e bacteroidetes devem ser em maior quantidade.

E temos uma população de vírus (o viroma) e de fungos (a microbiota) que, apesar de importantes, gozam de conhecimento limitado a seu respeito — embora ambas possuam estudos em andamento e em evolução. No entanto, temos conhecimento de que pacientes com microbiota equilibrada seguramente estão mais protegidos de infecções virais e fúngicas.

Uma microbiota em desequilíbrio está associada à inflamação. Uma das consequências disso são as muitas doenças que não raro são fruto da influência desse quadro, como doenças cardiovasculares, autoimunes e doenças do sistema nervoso central. Outra consequência é que o desempenho esportivo da pessoa fica bastante comprometido, e o contrário também pode ser observado: atletas costumam ter uma microbiota mais saudável e variada que pessoas sedentárias, por exemplo.

Como já vimos, dois fatores principais impactam mais a saúde da microbiota: a alimentação (que é o fator mais importante) e o uso abusivo de medicamentos. Antibióticos, por exemplo, têm grande influência na alteração da microbiota.

Até muito pouco tempo, os testes de microbiota eram feitos apenas em estudos científicos; hoje esses testes já estão disponíveis para quem deseja conhecer sua microbiota. E quando passamos a conhecer nossa microbiota, podemos optar por fazer uma alimentação favorável a ela — tendo acesso, inclusive, aos tipos de alimentos que favorecem a nossa microbiota, bem como os que devemos evitar para não a prejudicar.

Outra questão importante é que, quando conhecemos a nossa microbiota, podemos ser mais assertivos no consumo de probióticos. Às vezes, o consumo de certas cepas pode aumentar ou diminuir sua população de microbiota. Conhecê-la vai, portanto, favorecer a assertividade desse consumo.

Como já dito, os testes de microbiota já existem, e a tendência é que se tornem mais acessíveis em breve.

Apesar de conhecermos apenas a ponta do iceberg em matéria de microrganismos que nos habitam, o que temos de conhecimento hoje já é capaz de revolucionar nosso presente, e certamente vai moldar o futuro dos nossos conceitos de prevenção e manutenção da saúde, bem como de nossa longevidade com qualidade de vida.

Outra questão que quero trazer aqui, e que certamente se tornará um conceito mais difundido num futuro próximo, é a questão do transplante fecal.

Embora o assunto pareça escatológico, esse transplante já é desejo de muita gente que sofre com questões intestinais graves, sobretudo infecções causadas pela bactéria *Clostridium difficile*, sobre a qual estudos e testes foram efetivamente realizados.

O conceito em questão é, literalmente, o transporte de microbiota fecal da microbiota de um doador considerado saudável para o trato intestinal de um paciente necessitado.

O tratamento já pode ser pensado para uma gama de distúrbios intestinais, que vão de graves infecções a doenças inflamatórias intestinais (como a Síndrome do Intestino Irritável, o câncer colorretal, a obesidade, doenças metabólicas, doenças autoimunes e diabetes), além de sua colaboração para o tratamento de transtornos mentais.

Algumas questões, porém, devem ser ponderadas. Entre elas, a porção das fezes do doador, que pode conter microrganismos desconhecidos, já que esse controle ainda não é total por parte do conhecimento científico, como já dito.

Outro ponto é que o transplante nunca será padronizado, mesmo com o mesmo doador, uma vez que existe a individualidade intraindividual e a interindividual*. Isso significa que haverá mistura da microbiota do doador com a de quem recebe a amostra. Será igualmente importante a observação cuidadosa tanto da amostra do doador e de seu estado clínico, quanto da saúde do receptor como um todo, sabendo do impacto que a variação da microbiota pode causar.

Mas o sucesso dos casos estudados acende uma luz para a ciência: a de que o controle futuro da microbiota poderá nos levar ainda mais longe — o que, aliás, ainda é motivo de discussão entre pesquisadores, pois alguns sustentam ser esse transplante um verdadeiro transplante de órgão, enquanto outros o consideram apenas uma suplementação.

Proponho aprofundar-nos um pouco mais no transplante de microbiota fecal. Hsu, Wang e Kuo[35] (2019), em um artigo de revisão, elencaram o passo a passo para o procedimento e o estado atual das evidências científicas.

Tudo começa na seleção dos doadores. Estes devem ser saudáveis, obviamente; e, preferencialmente, membros da família ou cônjuges do receptor (mas também podem ser amigos próximos ou voluntários saudáveis). A diferença principal é que integrantes da família e cônjuges possuem menor chance de transmitir doença infecciosa, enquanto a microbiota de doadores saudáveis, por fazer a transmissão de uma microbiota

---

* Intraindividual significa que a pessoa (doador ou receptor) possui variedade de microbiota no mesmo dia, depende do horário do dia, do que se alimentou etc. Interindividual, por sua vez, é a variedade que existe entre dois indivíduos diferentes, já que microbiota é igual às digitais — ninguém possui iguais às de outrem.

possivelmente mais diversa, tem mais chances de mudar a do receptor.

Para evitar a transmissão de doença infecciosa, portanto, o rastreamento do doador é rigoroso, e ele passa por questionários densos, exames de sangue e exames de fezes bem completos.

O preparo da amostra se dá da seguinte forma: 50-60 g da amostra (fresca ou refrigerada) é dissolvida em 250-300 ml de salina ou água e, em seguida, é homogeneizada. Pedaços grandes são filtrados, e o que sobra (em forma líquida) está pronto para o transplante.

O envio da amostra para o trato digestivo pode ocorrer de diversas formas: via cápsula oral, tubo nasogástrico, tubo nasoduodenal, esofagogastroduodenoscopia, colonoscopia ou enema. A escolha da rota varia de acordo com cada caso, cabendo ao médico decidir isso junto com o paciente, visto que a eficácia de todas elas foi semelhante ao longo dos estudos.

Antes do procedimento é recomendável uma lavagem intestinal sob supervisão médica. Aliás, é bom lembrar que todos os procedimentos de transplante de microbiota fecal são realizados sob recomendação e supervisão médicas rigorosas. Em alguns casos pode ser necessário o uso de antibióticos para diminuir a população microbiana do receptor. Em casos de administração pela via oral, pode ser útil o uso temporário de inibidores da bomba de prótons — como o omeprazol — para aumentar a sobrevivência das bactérias novas.

Até o momento, há evidência robusta (e liberação por parte do FDA, nos Estados Unidos) a respaldar o uso do transplante de microbiota fecal em casos de infecção por *Clostridium difficile*, bem como no tratamento coadjuvante de doenças inflamatórias intestinais tais como Doença de Crohn e Retocolite Ulcerativa. E estão em curso estudos avaliando a pertinência do procedimento para outras situações clínicas, com resultados preliminares promissores. São elas:

- Desordens funcionais do trato gastrointestinal
- Resistência à insulina
- Síndrome metabólica
- Aterosclerose
- Obesidade
- Esclerose múltipla
- Parkinsonismo
- Síndrome do Intestino Irritável
- Encefalopatia hepática (sintoma da cirrose hepática)
- Transtorno do Espectro Autista

Encerro deixando uma provocação a você, leitor ou leitora, que me acompanhou até aqui: depois de desmistificar tudo o que falamos sobre saúde intestinal, será que, se numa cápsula com uma amostra de fezes lhe fossem trazidos todos os benefícios discutidos neste livro, você estaria na fila dos consumidores?

Bom, estando ou não nessa fila, só desejo que não seja enfezado nunca mais!

NOTAS

1. FURNESS, John B. The enteric nervous system and neurogastroenterology. **Nature Reviews Gastroenterology & Hepatology**, v. 9, n. 5, p. 286-294, 2012.
2. WISS, David A.; AVENA, Nicole; RADA, Pedro. Sugar addiction: from evolution to revolution. **Frontiers in Psychiatry**, p. 545, 2018.
3. OCHOA-REPÁRAZ, Javier; KASPER, Lloyd H. The second brain: is the gut microbiota a link between obesity and central nervous system disorders? **Current Obesity Reports**, v. 5, p. 51-64, 2016.
4. BUCKLEY, Aaron; TURNER, Jerrold R. Cell biology of tight junction barrier regulation and mucosal disease. **Cold Spring Harbor Perspectives in Biology**, v. 10, n. 1, p. a029314, 2018.
5. PERNA, Simone et al. The role of glutamine in the complex interaction between gut microbiota and health: a narrative review. **International Journal of Molecular Sciences**, v. 20, n. 20, p. 5232, 2019.

6   OSTER, James R.; MATERSON, Barry J.; ROGERS, Arvey I. Laxative abuse syndrome. **American Journal of Gastroenterology (Springer Nature)**, v. 74, n. 5, 1980.

7   FATTORUSSO, Antonella et al. Autism spectrum disorders and the gut microbiota. **Nutrients**, v. 11, n. 3, p. 521, 2019.

8   JIANG, Irene et al. Intricate connections between the microbiota and endometriosis. **International Journal of Molecular Sciences**, v. 22, n. 11, p. 5644, 2021.

9   GOMAA, Eman Z. Human gut microbiota/microbiome in health and diseases: a review. **Antonie Van Leeuwenhoek**, v. 113, n. 12, p. 2019-2040, 2020.

10 SCHEITHAUER, Torsten PM et al. Gut microbiota as a trigger for metabolic inflammation in obesity and type 2 diabetes. **Frontiers in Immunology**, p. 2546, 2020.

11 HASANI, Alka et al. The role of Akkermansia muciniphila in obesity, diabetes and atherosclerosis. **Journal of Medical Microbiology**, v. 70, n. 10, p. 001435, 2021.

12 VERHAAR, Barbara J.H. et al. Gut microbiota in hypertension and atherosclerosis: a review. **Nutrients**, v. 12, n. 10, p. 2982, 2020.

13 LIU, Bing-Nan et al. Gut microbiota in obesity. **World Journal of Gastroenterology**, v. 27, n. 25, p. 3837, 2021.

14 JIANG, Chunmei et al. The gut microbiota and Alzheimer's disease. **Journal of Alzheimer's Disease**, v. 58, n. 1, p. 1-15, 2017.

15 SKORACKA, Kinga et al. Female fertility and the nutritional approach: the most essential aspects. **Advances in Nutrition**, v. 12, n. 6, p. 2372-2386, 2021.

16 KOYYADA, Arun. Long-term use of proton pump inhibitors as a risk factor for various adverse manifestations. **Therapies**, v. 76, n. 1, p. 13-21, 2021.

17 JUÁREZ-CHAIREZ, Milagros F. et al. Potential anti-inflammatory effects of legumes: a review. **British Journal of Nutrition**, v. 128, n. 11, p. 2158-2169, 2022.

18 LEE, Seonmin et al. Improvement of meat protein digestibility in infants and the elderly. **Food Chemistry**, v. 356, p. 129707, 2021.

19 ATZENI, Alessandro et al. Association between ultra-processed food consumption and gut microbiota in senior subjects with overweight/obesity and metabolic syndrome. **Frontiers in Nutrition**, v. 9, 2022.

20 JUUL, Filippa; VAIDEAN, Georgeta; PAREKH, Niyati. Ultra-processed foods and cardiovascular diseases: potential mechanisms of action. **Advances in Nutrition**, v. 12, n. 5, p. 1673-1680, 2021.

21 CUEVAS-SIERRA, Amanda et al. Gut microbiota differences according to ultra-processed food consumption in a Spanish population. **Nutrients**, v. 13, n. 8, p. 2710, 2021.

22 YANG, Jing et al. Effect of dietary fiber on constipation: a meta analysis. **World Journal of Gastroenterology: WJG**, v. 18, n. 48, p. 7378, 2012.

23 KLINDER, Annett et al. Impact of increasing fruit and vegetables and flavonoid intake on the human gut microbiota. **Food & Function**, v. 7, n. 4, p. 1788-1796, 2016.

24 WARREN, Janet M.; SMITH, Nicola; ASHWELL, Margaret. A structured literature review on the role of mindfulness, mindful eating and intuitive eating in changing eating behaviours: effectiveness and associated potential mechanisms. **Nutrition Research Reviews**, v. 30, n. 2, p. 272-283, 2017.

25 GRIDER, Hannah S.; DOUGLAS, Steve M.; RAYNOR, Hollie A. The influence of mindful eating and/or intuitive eating

approaches on dietary intake: A systematic review. **Journal of the Academy of Nutrition and Dietetics**, v. 121, n. 4, p. 709-727. e1, 2021.

26   CHERPAK, Christine E. Mindful eating: a review of how the stress-digestion-mindfulness triad may modulate and improve gastrointestinal and digestive function. **Integrative Medicine: A Clinician's Journal**, v. 18, n. 4, p. 48, 2019.

27   MOLINA-TORRES, Guadalupe et al. Stress and the gut microbiota-brain axis. **Behavioural Pharmacology**, v. 30, n. 2, p. 187-200, 2019.

28   SILVEIRA-SOUTO, Maria L. et al. Effect of Erythrina mulungu on anxiety during extraction of third molars. **Medicina Oral, Patologia Oral y Cirugia Bucal**, v. 19, n. 5, p. e518, 2014.

29   KIKUCHI, Asako M.; TANABE, Aya; IWAHORI, Yoshihiro. A systematic review of the effect of L-tryptophan supplementation on mood and emotional functioning. **Journal of Dietary Supplements**, v. 18, n. 3, p. 316-333, 2021.

30   AGUS, Allison; PLANCHAIS, Julien; SOKOL, Harry. Gut microbiota regulation of tryptophan metabolism in health and disease. **Cell Host & Microbe**, v. 23, n. 6, p. 716-724, 2018.

31   BEUREL, Eléonore; TOUPS, Marisa; NEMEROFF, Charles B. The bidirectional relationship of depression and inflammation: double trouble. **Neuron**, v. 107, n. 2, p. 234-256, 2020.

32   KINASHI, Yusuke; HASE, Koji. Partners in leaky gut syndrome: intestinal dysbiosis and autoimmunity. **Frontiers in Immunology**, v. 12, p. 673708, 2021.

33   GIGANTE, Giovanni et al. Role of gut microbiota in food tolerance and allergies. **Digestive Diseases**, v. 29, n. 6, p. 540-549, 2011.

34 Abaixo os estudos referenciados:
FASANO, Alessio. Leaky gut and autoimmune diseases. **Clinical Reviews in Allergy & Immunology**, v. 42, n. 1, p. 71-78, 2012.
FATTORUSSO, Antonella et al. Autism spectrum disorders and the gut microbiota. **Nutrients**, v. 11, n. 3, p. 521, 2019.
GOMES, Aline C.; HOFFMANN, Christian; MOTA, João F. The human gut microbiota: Metabolism and perspective in obesity. **Gut Microbes**, v. 9, n. 4, p. 308-325, 2018.
GURUNG, Manoj et al. Role of gut microbiota in type 2 diabetes pathophysiology. **EBioMedicine**, v. 51, p. 102590, 2020.
JIANG, Irene et al. Intricate connections between the microbiota and endometriosis. **International Journal of Molecular Sciences**, v. 22, n. 11, p. 5644, 2021.
QUIGLEY, Eamonn M.M. Microbiota-brain-gut axis and neurodegenerative diseases. **Current Neurology and Neuroscience Reports**, v. 17, n. 12, p. 1-9, 2017.
SHU, Shang-An et al. Microbiota and food allergy. **Clinical Reviews in Allergy & Immunology**, v. 57, n. 1, p. 83-97, 2019.
SIMPSON, Carra A. et al. The gut microbiota in anxiety and depression—A systematic review. **Clinical Psychology Review**, v. 83, p. 101943, 2021.
VERHAAR, Barbara J.H. et al. Gut microbiota in hypertension and atherosclerosis: a review. **Nutrients**, v. 12, n. 10, p. 2982, 2020.

35 HSU, Wen-Hung; WANG, Jaw-Yuan; KUO, Chao-Hung. Current applications of fecal microbiota transplantation in intestinal disorders. **The Kaohsiung Journal of Medical Sciences**, v. 35, n. 6, p. 327-331, 2019.

IMPRESSÃO E ACABAMENTO:
LIS GRÁFICA E EDITORA LTDA.